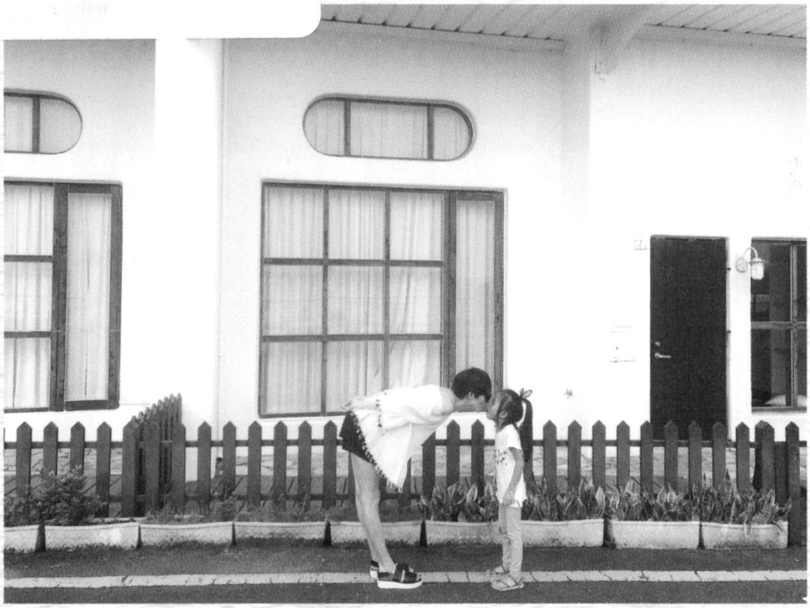

原來只要活著，
每個小角落都存在奇蹟。

推・薦・序
Preface
（依姓名筆劃排序）

初見鋼鐵晴，我被她驚人的美貌嚇死，直到熟識鋼鐵晴後，才發現原來這位女神有點man！同為年輕乳癌病友，我們最關心的話題不是能活多久，而是如何在生病期間當個又正又甜的方糖女孩。鋼鐵晴不但是病友之間的偶像標竿，還是內心充滿溫暖的癌友發光體。看她對待疾病的瀟脫以及照顧女兒的用心用力，每每讓我冒出好想當她女兒的幻想。

沒錯！鋼鐵晴就是集美貌善良慈母於一身的抗癌典範，每當我想對小孩怒吼的時候，都會趕快想想鋼鐵晴。這本書是鋼鐵晴的化身，談到如何在生病和親子教育以及保持美貌之中取得平衡，這麼重要的撇步當然要做為工具書收藏，每個家庭都該要有一本！

乳癌界的諧星／暢銷作家　王筠鋑

與諾晴認識的緣分起於某天辦完出院手續後，
在台大醫院東址**8A**病房的下樓電梯裡。
我們在電梯內眼神交會，
心裡同時都想著：「原來昨天也有年輕人住院啊！」
出電梯後，兩人便自然而然聊了起來。

我們同樣年輕、同樣乳癌，
總有很多聊不完的話題。
諾晴一路以來歷經的考驗讓我非常佩服，
看不出這個美麗高挑的女孩有經過這樣的磨難，
也淬鍊出美麗的生命故事與比基尼美照。

鋼鐵晴成立粉專後也常在講座中分享自己的故事，
這樣的故事當然不只我被感動，
得到好多好多迴響，
受到國際的媒體報導。
她美麗勇敢的故事值得被更多人看見！

如今鋼鐵晴要出書了，
對她來說，這是美好生命的起點，
我們都期待鋼鐵晴未來以自己的方式感動更多人，
也讓更多人學習到她的鋼鐵精神。

台灣最大年輕乳癌社團「花漾女孩 Go Go Go」社團發起人／
廣播節目主持人
米娜

在認識鋼鐵晴之前，我從來無法想像，一個人所能承受的痛苦折磨，
能到什麼樣的程度？

▼先是面對孩子的流產

能在茫茫人海中，遇到一個與妳相知相愛的人，一起牽手步入婚姻，並與他共同延續你倆的生命意義，這是多少女人所渴望的幸福！

但就在她滿懷迎接新生命的喜悅時，卻經歷了一次痛心的流產。這對一個曾經努力嘗試各種方法，想要擁有愛的結晶的女人來說，無疑是一種致命的打擊！

▼再來是面對女兒的早產

只要是為人父母，我想最大的心願就是希望孩子能夠平安出世，健康快樂地度過成長階段，因為每個孩子都是父母心中最重要的心肝寶貝。

但是當她終於再度懷上女兒靚靚時，明明已小心翼翼地呵護肚子裡的新生命，卻依然面臨到孩子的早產。看著全身插滿管子住在加護病房的寶貝，她那份對於女兒的一份歉疚與心疼，更是一種為人父母才懂的折磨。

▼然後是難以置信的腦瘤

這種一般人都無法面對的可怕疾病，嚴重衝擊了她人生的步伐。即便因為及早發現，而擁有治療的選項，但手術之後的世界，仍然是一個未知數，「我會不會死在手術台上？」、「還能好好活著慢慢陪寶貝女兒成長嗎？」、「真的會癱瘓嗎？會不會失明呢？」這些憂慮仍纏繞在她心頭。

就在妳以為種種折磨應該到此為止了，上天卻依然跟她開了好大的玩笑……

▼乳癌確診

這是連狗血連續劇都不敢這麼拍的真實人生。經歷了乳房切除手術，以及折磨意志的化療過程，她最終跌入了負面情緒的萬丈深淵，再也無法負荷這些人生中的痛苦磨難。直到看見寶貝女兒的可愛臉龐，她才慢慢有了力量，奮力從膠著的情緒中拔腿而出……

在閱讀的過程中，我一點一滴地從她的文章裡，感受到生命不息的堅韌。若不是擁有頑強的意志，與內心極為強大的力量，你根本無法從這如同惡夢般的境遇裡，用「鐵晴式」的莞爾一笑，來看待自己經歷過的種種痛苦過程。

我甚至不敢問自己，如果換作是我，我是否有勇氣面對一切？因此在這裡，我必須感謝勇敢的「鋼鐵晴」，帶給我們這麼正面的教材。她教會了我們，如何面對充滿磨難的未來，也教會了我們，真正的勇敢，其實是可以訓練的。

而我也相信這本書，不但能幫助到正在這條路上努力奮鬥的人，更讓我們這些在人生裡、在愛情裡，總是欠缺勇氣的人，能有一個追隨的榜樣；讓我們無論在未來遭遇多少困境，都能內心堅若鋼鐵地勇往直前，並且告訴自己……

永遠，永遠，都不要放棄自己！
因為雨過天晴之後，
總都會有幸福的彩虹。

愛情作家　柳喪彪

給鋼鐵晴的一封信

親愛的晴哥：

認識妳的機緣始於我主持的網路電台節目「黛比的生命花園」某次訪問癌症病友的單元，我驚訝於妳讓人眼睛一亮的年輕與美麗，完全打破我對乳癌病友的認知（大齡、面容憔悴、小心翼翼……）。在這之後，我們斷斷續續地保持聯繫，我開始對於妳的人生有更多的理解，也對妳這本能帶給他人廣大幫助的書有些許建議。

還記得我跟妳提過的兩個字嗎？在這裡再說一次，也藉此分享給所有有緣閱讀這本好書的人，那就是——和解。當不帶怨懟地和癌症、過去、一切的人事物，最重要的是和自己和解，你就會擁有鋼鐵般的堅強！

能夠見證妳在和解的這條路上已出發向前，陪妳一段是我的榮幸！祝福妳！

影歌主持全能明星

姚黛瑋 Debbie Yao

紅塵自有癡情者，莫笑癡情太癡狂。
若非一番寒澈骨，哪得梅花撲鼻香。
問世間**晴**為何物，直教人生死相許。
看人間多少故事，最銷魂**鋼鐵勇氣**。

有一個女孩叫渃晴，自從加入了花漾團，還有許多好朋友，相親相愛又相憐。這裏的人情最溫暖，這裏的人們最和善，好像一個大家庭，大家都愛鋼鐵晴。一天又一天，一年又一年，轉眼之間已出書，僑醫陪伴來推薦。

每一個女孩都勇敢，每一個女孩都樂觀。
自立自強有信心，前途光明又燦爛。

臺北醫學大學附設醫院乳房外科醫師／
花漾女孩 Go Go Go 社團首席醫師
黃振僑　醫師

作・者・序

Preface

「為什麼是我得了這個病？」當醫師宣判得到腦瘤和乳癌時，我簡直就像雷劈到般，錯愕又震驚。後來查了許多資料後，才知道現在是個乳癌如感冒般盛行的世代，好發年齡層屢創新低，年紀輕輕就面臨生死課題的人不勝枚舉，而我，就是其中一位。壓力與癌症息息相關，這些年來，除了呼籲讀者們重視自己的身體，定期做健康檢查，有些症狀早期發現早期治療外，也更加強調最重要的是「心情壓力的排解」，別讓情緒殺死自己，成為壓垮健康的最後一根稻草！

面對晴天霹靂的病友們又該如何拿出鋼鐵勇氣來迎戰？經歷過漫長的治療過程，憂鬱的情緒抗衡，或許有人不知所措，有人沒能挺過，我明白這一切的艱難與心酸，光憑著一個人的力量是很難戰勝病魔的。雖然自始至終只有自己的意志力才是致勝關鍵，但如果多了家人朋友的陪伴和撐腰相挺，或是有「學姊」的經驗分享可參考，絕對比一個人單打獨鬥來得有效率。

別老想著把所有壓力往肚裡吞，長期累積超載的負能量是治標不治本的，唯有懂得釋放才是王道，所以一定要找出適合自己舒緩根本的解藥！雖然我挺過幾場大病，但不代表我就是專家。人生的課題沒有正確答案，身為學姊的我能做的是為乳癌發聲，記錄我的心情，分享我走過的路；凡想過必留下感觸，凡走過必留下痕跡，或許你們可以循著軌跡，找到能幫助自己的奇蹟！

對抗癌症，我認為期數不是首要重點，心情才是關鍵，就看你怎麼面對。叛逆的人生是場長期的戰爭，短暫的犧牲是為了贏得最後的掌聲，不哀於現在，要放遠未來。如果你想要健康漂亮地活著，就要一直想著抗癌成功的信念，不要去想過程有多辛苦，只要想著結果，你就會到達勝利的終點！

許多人的生命都會面臨各種低潮與挑戰，我希望透過書寫，傳遞一份真誠的能量，讓身處幽暗天空的人們也能看見一絲絲曙光，讓自己的生命故事影響更多的生命。我要感謝我的女兒、家人、朋友和所有醫護人員的一路相伴，沒有你們就沒有現在嶄新的我，讓我能在重生過後遇見更好的自己。特別感謝捷徑文化編輯部的大家給予我許多幫助與鼓勵，讓平凡的我跳脫框架，看見自己的各種可能性，才能擁有更多展翅高飛的機會。

最後，要謝謝翻開這本書的妳／你，期許這本書能帶給面對低潮的人內心一絲光亮，或提供看待事物的新方向。

鋼鐵晴

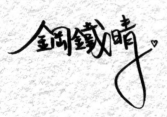

目・錄 Contents

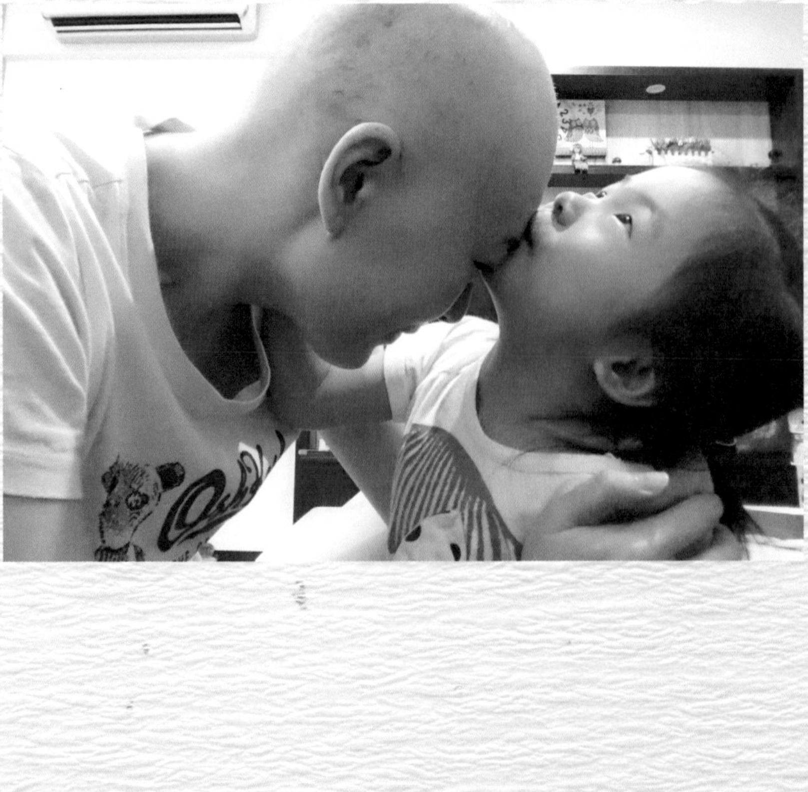

01

給女兒的一封信

媽媽是最美麗的光頭

靚靚，我最愛的小寶貝，

八個月大就迫不及待來到世上，出生時只有1400克巴掌大。

妳兩歲時，媽媽得了腦瘤，

妳三歲時，媽媽得了乳癌，

因為妳的愛給我無限力量與勇氣，

妳是媽咪對抗病魔的最大動力！

我的寶貝女兒靚靚：

妳是媽咪的小心肝

，謝謝妳來到我的生命中，給我無限的愛與溫暖。從妳住在我肚子裡的那一刻開始，就讓我有了新的責任，妳是我和爸鼻最甜蜜的負擔。

妳可能不知道，我和爸鼻剛結婚時，一直希望能有個小孩，但試了很多方法都沒有成功。在我們結婚第四年時，終於如願懷孕。還記得看著驗孕棒的我既興奮又激動，每次去產檢時都滿心期待。某天媽咪肚子痛到被送急診，醫師檢查後告知已經聽不到肚子裡小生命的心跳聲，當時心情簡直跌落到谷底，難以接受流產的事實。

後來順利懷上妳時，我每天都小心翼翼，一切懷孕的禁忌與注意事項都以最高標準要求自己，希望能好好呵護妳在媽咪肚子裡健康長大。但老天爺總是在我人生中給了重重的關卡，有一天下班準備要回妳外婆家吃飯，走在馬路上突然有一種尿失禁的感覺，還以為是孕婦漏尿（其實是羊水破了），不以為意一路走回娘家。在搭電梯時，因為電梯往上的壓力，我的羊水再流一次，妳外公立刻載我去醫院急診，醫師說必須緊急安胎。

在床上躺了好幾天，不能動也不能下床，每天看著醫院天花板的我心中只有一個想法，就是「自己不管再怎麼苦都好，請讓肚子裡的女兒健康出生吧」。媽咪那時常摸摸肚子，悄悄和妳說：「寶貝啊，妳再多待一會兒，等身體長大一點再出來好嗎？」躺到第六天時，我的肚子開始陣痛，但我只想再忍一下，不論護理師怎麼問我都回答：「不痛、沒有感覺。」

後來醫生判斷已經開二指，必須立刻推進產房待產。媽咪經歷好幾小時的生產過程，生產的陣痛每一次都像一輩子那麼久，終於，妳來到了這個世界。護理師抱著小小隻的妳到我身邊，虛脫的我立刻檢查妳的四肢和手指，忍不住感動地哭了出來，好想多看幾眼我的寶貝，妳就已經被帶離到加護病房的保溫箱。

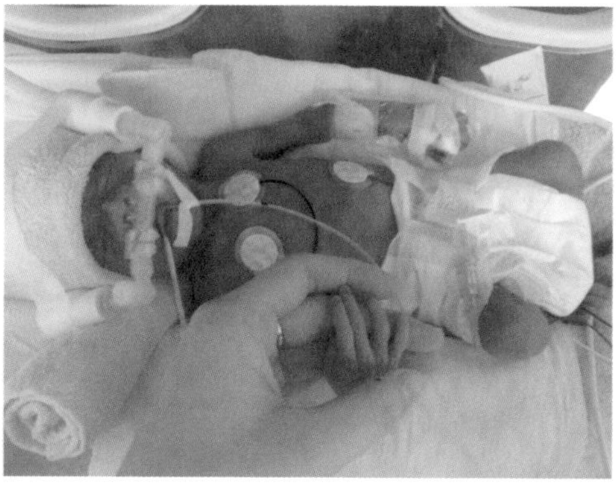

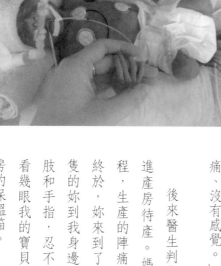

剛生完已全身無力，腳不停發抖，來探望的親友都說我的臉是慘綠色的。我坐著輪椅到加護病房，見到比我手掌還要小的妳在保溫箱裡，身上插滿許多管子，而我卻無法為了妳做點什麼。直到現在想起當時的畫面，心裡還是很難過。

好抱歉一開始沒能生個健康的身體給妳，讓妳在沒有媽咪懷抱的保溫箱裡獨自成長。多麼希望那時躺在保溫箱裡的是我，管子一根根是插在我的身上。謝謝妳從小就那麼努力地學習活著，讓媽咪知道我必須更努力地幫助妳成長，一定不能再讓妳受苦。

我知道妳寶寶時期的嚴重分離焦慮症都是因為一出生就接收不到溫暖而沒有安全感，才會無時無刻都用哭聲來提醒我不要離開。雖然照顧妳的過程很辛苦，但妳讓我體悟到「愛」可以包容一切，也讓我磨練出以前都沒有的耐性，更讓我發現到原來我能做的比自己想像的更多、更好。謝謝妳那麼愛麻麻，讓麻麻知道自己被需要被重視，永遠都有一個人無條件地愛我、等我，妳的愛就如同一股無限大的力量注入心中，讓我能面對生命中的各種挑戰。

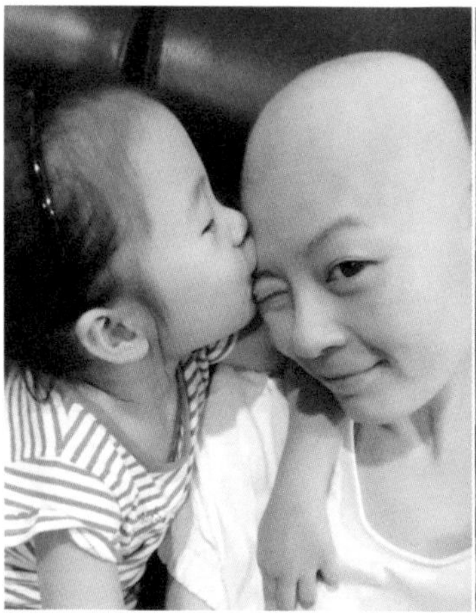

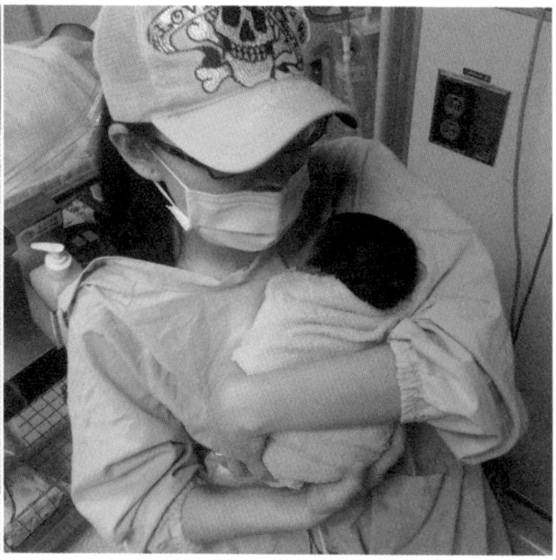

在生病期間，常常因為要住院而沒辦法陪在妳身邊。從一開始母女兩人在醫院淚流滿面視訊，聽見妳哭著說：「麻麻我愛妳、我好想妳，麻麻妳不要離開我……」我對著螢幕的妳說：「麻麻也好愛好愛妳，就是因為愛妳，麻麻要住院讓身體變健康才能快點回去陪妳。」字字句句都讓我們淚水潰堤，那時我才發現有分離焦慮症的不是只有妳，而是媽咪同時也非常需要妳，離不開妳。

人在逆境中會強迫自己成長，現在的我們還是一樣愛著對方，只是我們變得不一樣了，漸漸學會如何面對不安，學習如何獨立。當我要去醫院治療、回診時，妳已經可以笑著跟我

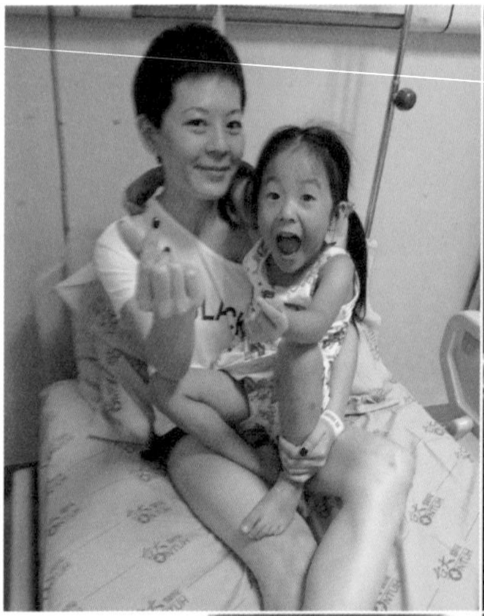
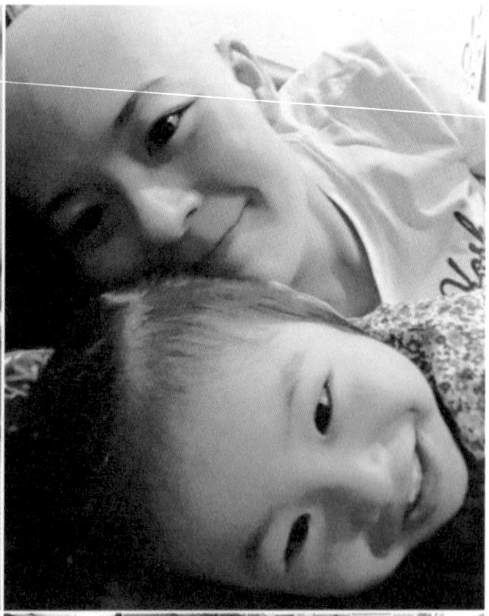
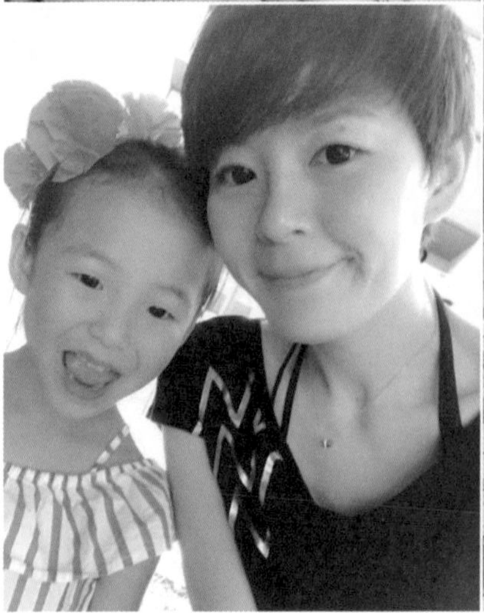
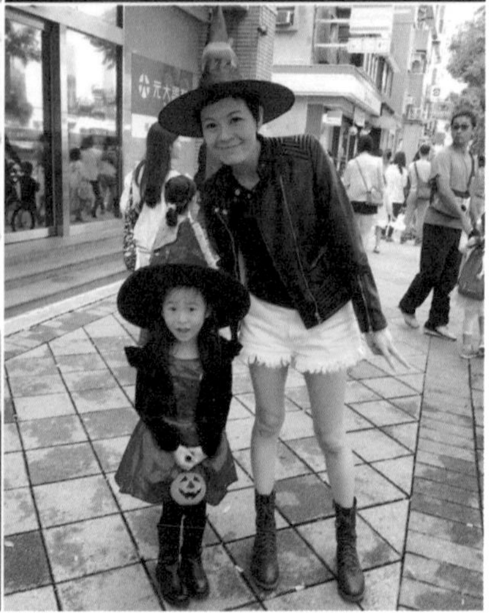

說再見。麻麻真的覺得好欣慰，妳長大了，變得好勇敢。謝謝妳讓我體悟到原來有些困難的發生，是為了學習如何勇敢，如何讓自己成長進步，好好地活下去。還記得我在化療期間面對沒頭髮的失落，妳總會很真誠地對我說：「**麻麻好漂亮，我覺得妳是全世界最美的光頭！**」謝謝妳，寶貝，妳讓我學會自信不應該全來自於外表，內心的自信才是真正的自信。

有了妳讓我的心裡很溫暖、很富有，更提升我面對生命中各種挑戰的自信心。媽咪很感謝上天賜給我一個這麼棒的妳，讓我知道永遠都有一個人不求回報地痴痴等著我，這股強大的力量讓我可以面對病魔奮戰到底，我沒有倒下的權力，只有撐下去的意志力。如果沒有妳，媽咪不會有現在鋼鐵意志的自信模樣。

我愛你寶貝，媽咪會是妳永遠的避風港，這輩子都願意與你黏黏相依。我們是對方最重要的依賴，妳是我這輩子最美的相遇。

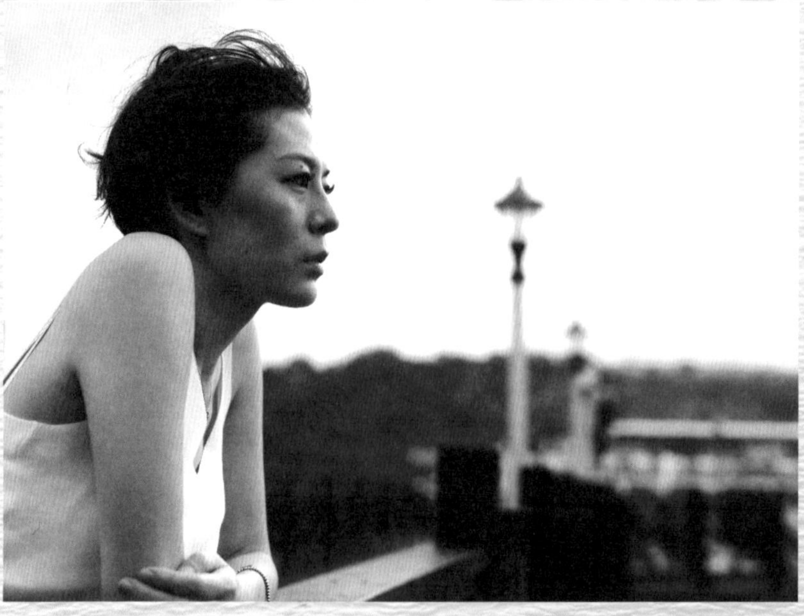

02

給孩子的爸的一封信

謝謝你，讓當時的我是個幸福的公主病人

時間一眨眼，相識已十多年了。

在三千六百多個日子裡，謝謝你過去的包容與照顧。

我們永遠是女兒的超人爸媽，

儘管這段婚姻沒有走到最後，

無法有童話故事裡王子公主般的完美結尾，

不過我相信這段不思議旅程讓我們都有更堅強看待未來的能量！

給孩子的爸：

很感謝在我生病的這段過程中，你對我不離不棄的守護。雖然沒有像電影情節般的華麗台詞，但是你讓我感受到實質上的用心與付出。從交往到結婚，再到成為新手爸媽，我們一起經歷了許多事情。

還記得第一次流產時，我既挫折又沮喪，當時你說：「有沒有孩子都沒關係，最重要的是我們兩人會互相陪伴到老。孩子大了終究會有各自的家庭，但妳才是陪我走到最後的人。」我的人生中經歷許多難關，不論流產、懷女兒時羊水破了，還是得了腦瘤與乳癌，因為你在我身旁，我感受到就算天塌下來也有人頂著。

我很意外在有了孩子後，你對我的愛並沒有因為多了女兒而被稀釋掉，反而是對我們都更加保護與疼愛。你不只承受養家餬口的壓力，每天在公司鞠躬哈腰辛苦工作，下班回家還要照顧身體不好的我和女兒。雖然你肩負重擔，但卻從不把壓力帶回家，選擇自己默默消化所有情緒。在我和女兒面前，你就是個開心果，用盡力氣逗我們開心，你是盡責又溫暖的好爸爸！

有次你工作應酬後回到家，喝醉的你如同釋放壓力般，抱著我大哭說：「妳知道嗎？我工作壓力好大，每天向客戶低聲下氣，真的好累。」我當時心疼地安慰著你，兩人一起流淚。隔天你醒後聽說喝醉大哭的事，居然一點也不記得，還和我說沒哭成這樣。雖然一直知道你壓力很大，但你從沒在我面前事，你會好好工作，讓我和女兒有更好的生活。

當時的我，希望你愛我們母女倆的同時，也別忘了愛自己。你已經扛起整個家的責任，還分擔我的大小事。其實不論工作或生活，只要你覺得有壓力，都可以和我聊一聊，不要害怕帶給我壓力。雖然無法分擔你的工作，但我會是最好的聽眾，永遠當你最溫暖的依靠。

因為生病的關係，我經歷了許多大手術。還記得你向我形容在手術室外等待的煎熬心情，四小時的手術就像等了四年般，分分秒秒懸著一顆心。你說當時只希望躺在手術室裡面的人是自己，替我承受這些病痛。

開完腦部手術後，我癱瘓了幾天，以為這輩子雙腳再也不能動了，心情是黑色的，天空怎麼看都灰濛濛的。你一如往常地冷靜，在病床旁對我說：「腳不能動沒關係，妳想去哪我都會帶妳去。我可以什麼都沒有，只要有妳就夠了，我會牽妳的手一起看女兒長大！」聽到這些話，我的心不再黑、天不再灰。你是我的超級定心丸，每次都能精準安慰到我，讓我毫無畏懼地勇敢面對各種困難，知道就算天塌下來還有你這個靠山。

在我人生最低潮的抗癌時期，你扮演了許多重要的角色。你是我的營養師、諮商師，更是家中的超級奶爸、掃除機器人、型男大主廚！抗癌需要做的功課，該補充的營養，你總是比我還清楚。在我沮喪難過時，你總是靜靜聽我說，給我許多中肯的建議，穩定我不安的心。下班回家應該是可以放鬆的時間，你卻選擇陪伴女兒和打理家務，甚至原本從不下廚的你，願意煮飯給我們吃，打果汁給我們喝。在別人眼裡可能微不足道的生活大小事，在我心裡卻是滿滿的感動。你說想要我當個公主病人，所以所有事情都幫我想好、做好，讓我可以放一百個心，只要專心打怪（對抗病魔）就好。

愛漂亮的我因為生病，在化療期間每天都對自己的醜樣感到心情沮喪，待在家裡悶到發慌，每天胡思亂想又難熬。某天你說看我一直待在家，提議一起去海邊走走，順便帶女兒去挖沙（家住海邊的好處，說走就走）。由於臨時起意，我穿超邋遢，也沒帶假髮，隨性抓了幾套換洗衣物就匆匆出門。開到附近海邊後，我說：「就停在這裡挖沙吧！」但你覺得這邊不夠漂亮，和我說難得全家出來，再找找別的沙灘。

繼續往前開到了一間沙灘溫泉渡假村，我說：「這裡是私人沙灘，不能隨便進去挖沙吧？」你只說：「不知道耶……沒關係，反正進去問看看不用錢。」這時候服務員問你有沒有預約住宿，想不到你面不改色地回答「有預約」，這下我才知道原來你想給我一個驚喜！

一進房間看到零距離無敵海景，打開窗雙腳就能直接踏進沙灘，女兒興奮地在床上唱歌跳舞，我則是一直尖叫加拍照，內心的煩悶終於被釋放了。你說每次看我被病痛折磨都很想替我承受，所以只能用這招讓我開心。

在當下人生最脆弱的時刻，能躺在沙灘上吹著海風，看著你陪女兒玩沙，我覺得自己是全世界最幸福的女人！謝謝你，每每在最難熬的時刻，都讓我感受到你滿滿用心溫暖的對待，這感動的愛讓我更有力量可以堅持下去，對抗疾病。

就這樣，我帶著這份愛的力量，一點一滴爬完抗病天堂路。在做完所有化療的那年生日，你祕密策劃了一個驚喜，把我的朋友偷偷聚集在餐廳，當我一開門看到所有人，淚水早已止不住地傾洩而出。這天不只是過生日，更是慶祝我的重生。當時我早已哭到沒辦法說話，只見你把我手上的麥克風拿過去，開口說著都是我想說的話，就像我肚子裡的蛔蟲。你沒有邀功說自己多了不起，反而訴說著我這段路走得多辛苦，朋友們的支持有多重要，希望大家以後還要多關心我、支持我，講到好多朋友都跟我抱在一起哭。

還記得某年「付清節」時，我叫你挑個禮物，你只說你什麼都不需要，只要我健康就好。那時候的你就像我生命中的太陽一樣，總是給我一股溫暖安定的力量，陪我走過風風雨雨，直到迎來雨過天晴的那天。

儘管曾經我們是如此地緊靠在一起，可是婚姻不是場簡單的戰役，很遺憾沒能堅持到最後，但努力過了問心無愧，我們勇敢面對，理性溝通，和平分手，成熟地面對感情的不適，不當情人但還是可以當家人，照顧孩子是一輩子的責任。我們永遠是女兒的超人爸媽，雖然最後無法成為童話故事裡王子公主般的完美故事結尾，但你曾經讓我當過幸福的公主病人！離婚的事實並不會掩蓋你過去的付出，我非常感激你在這麼多個艱難日子裡，用心的守護、包容與照顧，陪我走過低潮，支持我對抗許多挑戰，帶給我滿滿的感動，更賜給我一個這麼可愛的女孩。人生中不後悔與你相愛，因為你讓我更懂得愛。此刻，我想告訴你：希望彼此都能擁有更好的未來，謝謝你的愛……。

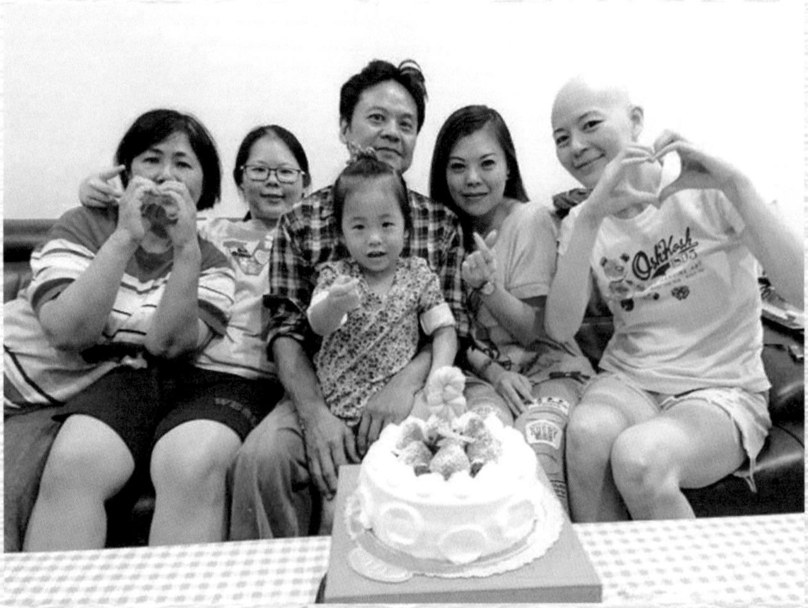

03

給家人的一封信

你們永遠是我最大的靠山

面對抗病的重重困難時，
你們的焦急、牽掛與不捨，總是讓我自責又心疼。
因為家人的愛，溫暖地圍繞著我，
讓我能更勇敢地向前邁進。
真心感謝，被你們疼愛的我真的很幸福！

給我最愛的家人：

夜深了，看著家中四處擺放的與家人的合照，便想起生病時與照片中每個人相擁而泣、相互打氣的那段日子；內心滿滿的感謝之情，總難以從口中精準表達，因為一旦吐出一個字，眼淚就忍不住往下掉。因此，我想要在這樣的夜晚，提筆寫下這封信給你們——我最愛的家人們。

在我成長的路上，是你們給我滿滿的愛與關心，以前太年輕沒什麼特別的感覺，直到遇上女兒早產、腦瘤開刀、乳癌化療等重大難關，才深刻體會到家人的力量，安定了我慌亂不安的情緒，溫暖了我憂鬱黑暗的心情，讓我知道自己不是一個人徬徨面對迷茫的未來。

人有生老病死、旦夕禍福，但是當意外出現時，誰又知道該如何接招？對於你們常常要接招這件事，我感到很抱歉又心疼，畢竟這些病痛與壓力都不是來自於你們身上，但你們卻要跟著我一起承擔，一起渡難。我想這就是家人，這就是愛。

在我生病期間，你們不只很會接招，也是我最穩重的靠山。還記得我被確診腦瘤前，一開始只是覺得頭痛、腳麻，神經大條地不以為意，拖了很久都不願看醫生。想不到在醫院聽檢測報告確診為腦瘤時，整個人像被雷劈到般呆住，腦袋一片空白，眼前一片黑暗，不敢相信本來健康如牛、很少生病的我，居然面臨突如其來的大病，還是一種需要把腦袋切開來的病。

那一天，我拿著醫院的報告，想著該如何開口和你們說我得了腦瘤……後來聽你們事後告訴我當時每個人聽了都快被嚇死，非常擔心，但大家卻沒有把這害怕的一面讓我看到，為了不想再增加我的恐懼，選擇默默吞下難過的情緒，只讓我感受到完全正面的力量。我一直記得你們那時用堅定的口吻告訴我：**「不要怕，我們會陪妳一起面對，全力做妳的後援，永遠支持妳！」**

住院治療期間，你們各自分配工作，爸媽和妹妹輪班負責每天到醫院當我的看護，公婆則是鎮守在家，幫我把最掛心的女兒照顧得無微不至，讓我可以專心在醫院面對所有治療。雖然兩家各自有著不同宗教信仰，但你們祈求的目標卻是一樣的。那時候，爸媽每天為我唸經祈求平安，婆婆也常常到廟裡為我祈福拜拜。

還記得在住院期間，每次天才剛亮，就會從病床上聽到爸爸蹣跚的腳步聲，再看著他捧著熱騰騰的早餐進門，一邊打開早餐，一邊詢問我的身體狀況；對了眼，安了心，還得趕緊回去工作。到了媽媽的下班時間，她常會問我想吃什麼，要幫我帶好吃的來醫院，一見我總關心睡得好不好、穿得暖不暖，更在我腦瘤術後那段下半身癱瘓期間，每天幫我按摩腳。有時媽媽在病床旁趴著睡著了，看她散著頭髮，在家裡、公司、醫院來回奔波，心裡便感到酸酸的，充滿不捨，偶爾還會暗自掉淚，就怕被看到又讓媽媽操心了。

在冷冰冰的醫院面對痛苦的治療，其實難不倒我，讓我最難熬也最放心不下的是女兒，但是婆婆的幫忙安了我一百個心。除了把女兒照料得很好，還幫我打理家務，甚至擔心我營養不夠，和鄰居打聽後為我買了個萬把元的壓力鍋，自己親手滴雞精給我喝。每當在醫院喝著婆婆煉的雞精，身體補充不少元氣，心也暖暖的。

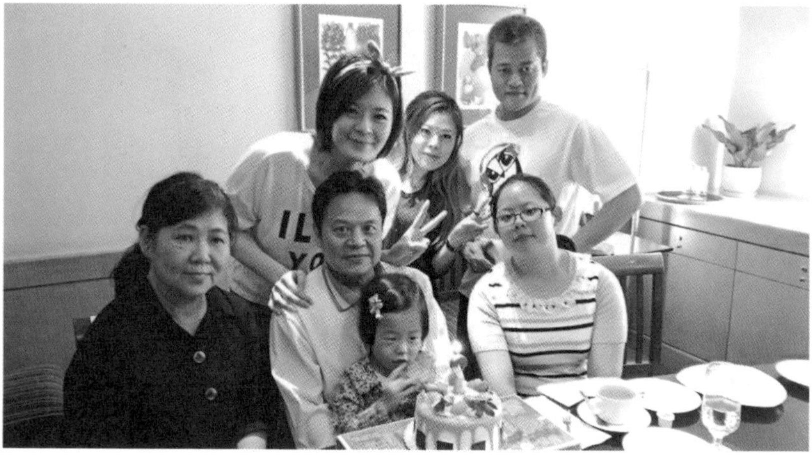

生命中何其幸運能擁有如此有愛的家人們。讓我可以百分之百依靠的家人，在我最脆弱的時候，分擔我的痛苦與困難。心中有愛、有溫暖是最強大的光環，讓我覺得自己沒那麼不幸，前方的路也沒那麼黑暗，因為我還有好多好多人疼愛！

謝謝你們，
我的家人、我的靠山。
是你們的支持讓我不放棄，
是你們的疼愛讓我更懂愛。

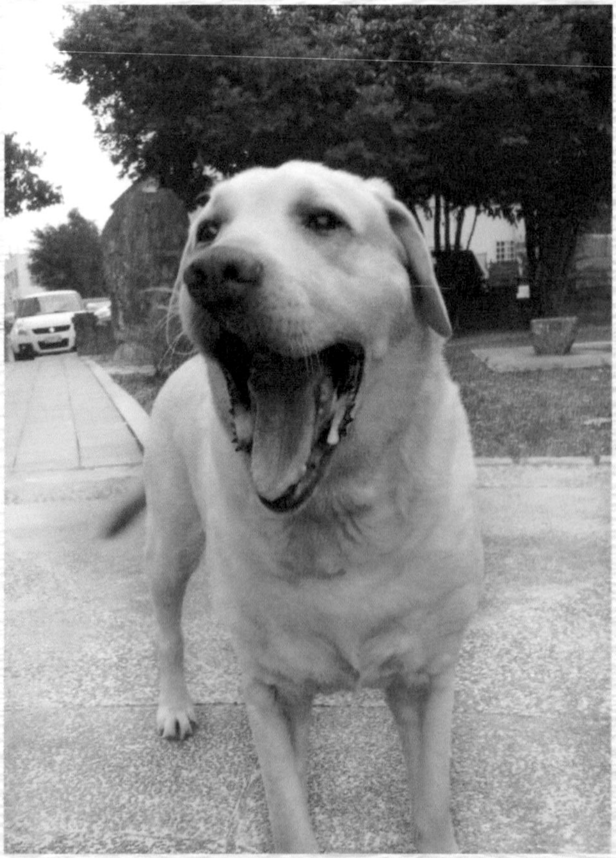

04

給狗狗的一封信

謝謝你一直在我身邊守護著我

親愛的帥哥多多，
謝謝你，來到我的生命中，
陪伴我走過六千五百多個日子，
你永遠是我最重要的家人、夥伴！

親愛的多多：

你已經到天堂當小天使四年了，你過得好嗎？

我好想你……謝謝你來到我的生命中，陪我走過十多個年頭、六千五百多個日子。小時候，爸爸看我非常喜歡小動物，常嚷著想養隻自己的狗狗，所以當他得知朋友家的拉布拉多生了七隻小狗時，便問：「晴晴，妳要不要抱一隻回來養？」我點頭如搗蒜興奮地說：「要要要！什麼時候可以去接狗狗？」拗不過女兒要求的爸爸隔天便帶著我去挑選，就這樣，我們相遇了。

記得第一次見到你的時候，還是隻剛出生沒多久的拉不拉多寶寶。待在角落的你，是裡面最瘦、最小，活動力最差的一隻。但不知道為什麼，我就是想帶你回家。或許是想要保護小動物的心態大噴發，我相信自己一定可以把你照顧得很好。

緣分真的好奇妙，在我有能力照顧小生命的時期，你來到我們家，成為我最親密的家人，陪我分享成長的喜怒哀樂。在我們一家用愛灌溉的照顧下，你變得好大好壯，也很健康，是我們全家的開心果。你傻裡傻氣貪吃沒脾氣，常做出許多滑稽的動作無非就是想引起我們注意。看你這麼大的身形，撒起嬌來卻像隻吉娃娃，常讓我們全家哭笑不得。如今回憶起這些點點滴滴，我覺得自己真的好幸福有你陪伴。**多多，我真的好想好想你喔……。**

雖然你不會說話，但我能強烈接收到你的愛。好喜歡每天回家時，你用最快的速度跑來我面前，用全身的力量搖著尾巴，死命地把頭往我懷裡塞，想讓我知道你有多開心見到我。你陪著我一起長大，在我傷心難過的時候，你總會默默地陪在我身邊聽我說話哭泣，還會舔舔我臉上的眼淚，讓我知道我不是一個人孤單面對全世界，不論發生什麼事，你都會一直在我身邊陪著我。

就這樣我們相伴相依了十幾年，直到結婚，我也把你帶在身邊當嫁妝給嫁了。你陪著我從青春歲月到結婚生子，陪到都老了病了！以前從不知道原來狗狗也會得癌症，見你沒什麼食慾還以為只是天氣熱，想不到帶去動物醫院時，常幫你檢查的獸醫師說你得了癌症。這突如其來的噩耗，讓我忍不住在充滿各種狗狗叫聲的診所中難過地抱著你大哭。

雖然難以接受，但還是要試著治療，我不願放棄任何希望，祈求你能再活久一點，過著和出生不久的女兒一同玩耍，快樂地在家裡跑來跑去的生活。還記得你面對病魔摧殘的時候，即使開了那麼多刀，打那麼多針，每天吃那麼多藥，傷口都見骨了，也沒聽你叫過一聲。多多，你真的表現得非常勇敢，完全沒讓我操心。你總是那麼地貼心，但也讓我好心疼。

就在你抗癌期間，我也得了腦瘤。內憂外患的壓力使我感到非常沮喪，從沒想過自己會得了腦瘤，更沒想過你離開我的日子那麼快就來臨。或許那時你感受到我的不安和恐懼，想快點結束自己的生命，好讓我能安心對抗病魔，專注面對腦部手術。看著你清澈明亮的眼睛望著我，好像在對我說：「**如果老天爺一定要帶走我們其中一個的話，那就帶我走吧！**」

在得知要開腦手術的前一個禮拜，你的狀況急轉直下，本來還能走能吃，突然就倒下不起。一向貪吃的你食不下嚥，甚至大小便失禁，非常虛弱地躺在我面前。我抱著你，不捨地眼淚直落。醫師說你剩沒多少時間，已經進入可以安樂死的階段。我好難過心好痛，不想做這個決定送走你，但我必須做！因為我想好好送你最後一程，要是你在我住院期間離開，我一定會難過一輩子。

於是同意書簽了，安樂針打了，你在我面前走了。摸著你的頭，眼淚嘩啦啦地止不住，我抱著你說：「最愛的多多，謝謝你陪我走過十幾個年頭，無論風雨再大你總是陪伴我、守護我，無條件地全心全意愛著我。寶貝，沒事的，這對你來說是種解脫，你將不會再受病痛折磨。一路好走，下輩子別再當狗狗了，當個快樂的天使吧！」

多多，我會想念你的溫柔、勇敢、好脾氣，你那膽小的可愛，貪吃的淘氣，都是我腦海中最幸福的記憶畫面。你是最最最最棒的好夥伴，更是我珍貴重要的家人。謝謝你帶給我這麼多美好回憶，我始終認為自己能完成腦瘤手術，成功地活著，一定是你替我擋了一大劫難，你在天上冥冥之中的保佑和守護，讓我更順利迎接所有困難和挑戰。

在抗癌成功的慶祝會上，妹妹捧著一個造型蛋糕走向我。蛋糕上是頭戴天使光環、背有小翅膀的狗狗。看到蛋糕我忍不住淚水潰堤，蛋糕師傅把你做得微妙維肖，一模一樣的神韻重現在眼前。妹妹輕拍我的背，和我說：「姐，多多走得很好，他已經是個快樂的小天使了！」在慶祝我重生的這天，身邊除了有陪伴我的家人和好友溫暖地抱著我，我相信你也一定在我身邊看著我、祝福我。

我永遠的家人多多，
謝謝你，我愛你，
你將永遠在我心中。

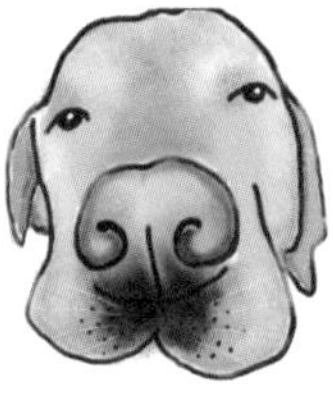
▼ 我親手畫的多多

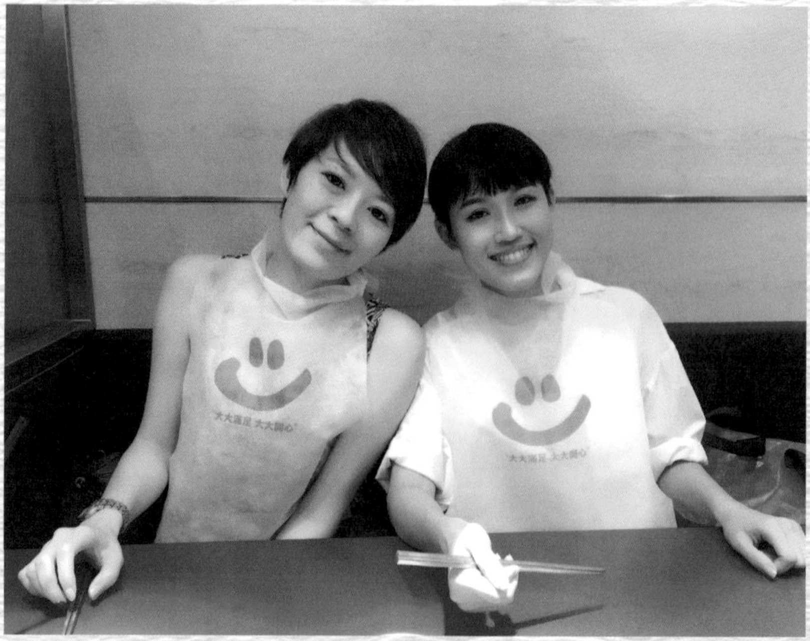

05

給朋友的一封信

刻骨銘心的友誼豐富了我的生命

感謝能在生命中與你們相遇，成為相知相惜的好友，
你們的一句鼓勵，一個擁抱，
都能把我從黑暗谷底帶向陽光出口，
就算我們隨著歲月一點一滴老去，
但刻骨銘心的友誼一輩子都深刻！

給我最親愛的朋友們：

在生病期間，我受到許多朋友的關心，也接收到許多病友的心情抒發。記得你們之前常問我會不會很討厭聽到鼓勵的話，例如「加油」、「妳一定會沒事的」、「放輕鬆，不要想太多」等等。咦？其實我一點都不討厭耶，相反地，聽到別人這樣鼓勵我，我都會感到很開心，該不會是開過腦所以想得比較開吧?!

後來和許多病友聊天，才知道原來還蠻多人不喜歡聽到這樣的話語（或許是我神經比較大條XD）。靜下心來仔細想想，確實生病的人不管身旁有再多親友支持，對抗病魔的終究是自己一個人，那種孤單、旁人無法理解的痛苦都要獨自面對，所以朋友對於生病者的應對尤其重要，有時可能不經意的一句話都可以引爆原子彈。

當過病人的我，能夠理解生病時的心靈會變得相當脆弱，常常用負面的心情去解讀各種話語。聽到「加油」時，可能會想說「加什麼油？難道我還不夠努力嗎？」聽到「妳一定會沒事的」時，也可能會想著「你怎麼知道會沒事？

如果有事呢？」聽到「放輕鬆，不要想太多」時，或許會想回「我不想那麼多，難道坐著等死嗎？」如此一來，相信雙方的壓力都很大。其實朋友是無辜的，他們只是希望能表達關心，或許表達的方式不合病人當時的胃口，所以生病的人如果一直糾結在怨天尤人的情緒中，對自己沒有好處，對朋友也不公平，不如敞開心看待這些話語，放過自己也放過朋友！

我親愛的朋友們，如果你正在讀這封信，希望我生病時沒有帶給你們不好的情緒。雖然生病期間，朋友的角色不同於家人，沒辦法給予實質的幫助，但一句問候，一個擁抱，一起講垃圾話，都帶給我心靈上很大的支持，支撐我向前進的力量。

生病期間，我學到最重要的一件事，就是「轉念」。對於身旁所有的關心與問候，我都會把它解讀成自己聽起來舒服的答案，畢竟話是死的，想法是活的，隨我怎麼想都可以。當人執著在自己的想法中，就容易被負能量包圍，此時我都會多和朋友聊聊，聽聽不同的見解。我的朋友們就像老師一樣，提供我各種解決問題的方案，活絡我的思想，碰撞出應對所有困難的智慧。

我的朋友們，謝謝你們的不離不棄，沒有因為我的疾病敬而遠之，還願意花時間關心、陪伴我，甚至一起分擔負能量，在我心情沮喪時聽我說話，情緒崩潰時陪我大聲辱罵，難過哭泣時當我的避風港。如果當時沒有你們溫暖的陪伴，找不到情緒出口、壓力滿載的我可能早已爆發。

☺好友1　在得知我確診時，第一時間打電話來安慰我，叫我不要害怕，說會陪我一起度過！

☺好友2　坐了好遠的車來到我家，只爲了給我送上補品，好暖心！

☺好友3　在我正難過剃髮時竭盡所能地講笑話逗我開心，分散我悲傷的注意力！

☺好友4　常常傳簡訊關心我，認眞地詢問我有沒有什麼可以幫忙！

☺好友5　在化療時期常帶我出門，陪我吃大餐補充營養！

☺好友6　在我面臨婚姻低潮不知所措時，給了我很多正向意見！

☺好友7　因爲生病期間身體虛弱而很久見不著面，還很暖心地說：「沒關係，我們還有一輩子可以約！」超感人！

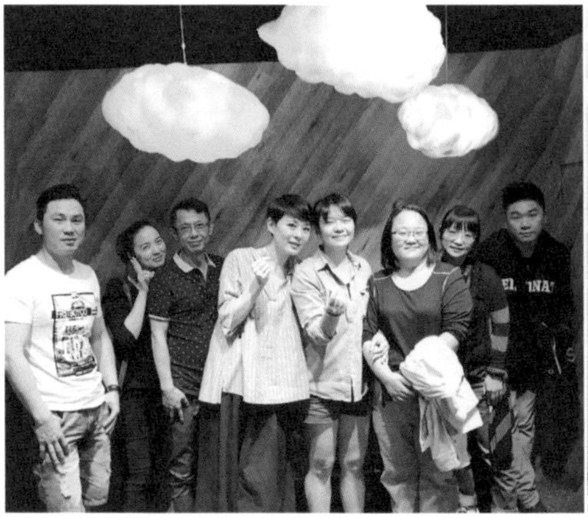

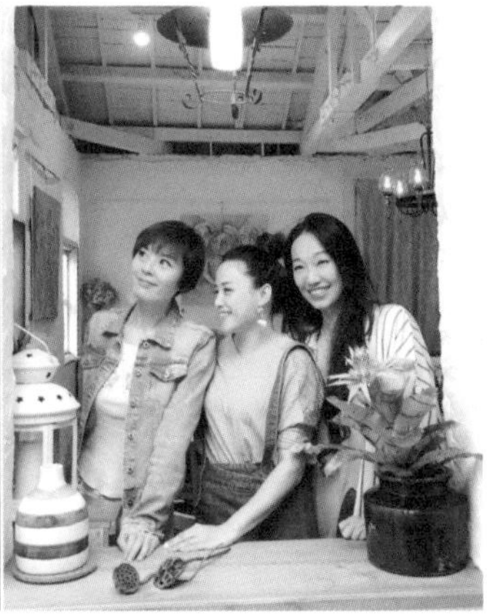

友情是多麼療癒的能量，一場病讓我更珍惜眼前擁有的人事物。儘管沒了愛情，我還有友情。人生是條無法回頭的路，摯友可以陪我走到最後，損友自然會被時間給淘汰。我很感謝我的好朋友、老朋友們，陪伴我這一路走來，經歷物換星移的感嘆，昏天暗地的低潮，依然無條件默默守護，讓我享有被愛的幸福，更讓我知道原來自己是如此富足。

謝謝你們，我親愛的朋友，在活了兩次的人生中，能有你們真好，期望我也能在你們需要時，給你們一個依靠，一個擁抱！

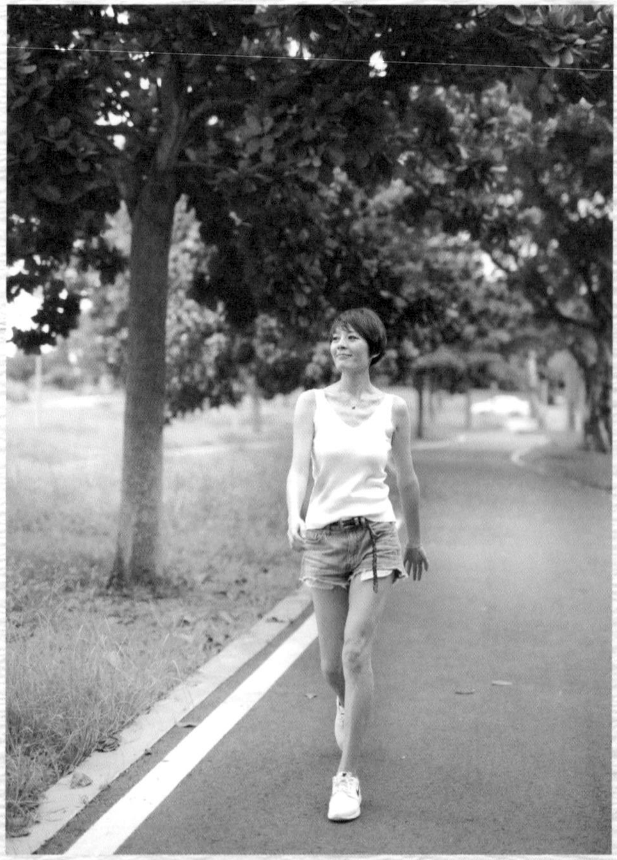

06

給老師的一封信

年少時期不懂事，
謝謝你教會我許多事

過去曾經幼稚地自以為是，

還好生命中遇見老師，

不但翻轉了我的一生，

也讓我遇見最棒的自己。

給我生命中的老師們：

還記得小時候我就像個欠揍的小鬼頭

，常常跟著班上男同學一起欺負女同學，舉凡掀裙子、拉頭髮、在鉛筆盒裡放昆蟲等惡作劇行為，我通通都做過。性格大膽的我當時天不怕地不怕，甚至覺得這樣做很好玩，從沒想過受害同學的心情。現在回想起來，我的行為就是「霸凌」啊！

換個角度想，如果我的寶貝女兒今天在學校被同學如此對待，我一定心疼得難以接受，還可能立刻殺到學校替她打抱不平。想到這裡，我真心對於當年被我惡作劇的女同學滿懷愧疚，如果有機會再見到那位女同學，我一定要好好地跟她說聲抱歉，希望那時候的無知沒對她的人生造成傷害。

我一直記得當時我的老師雖然發現我對同學惡作劇，但她並沒有在全班面前責怪我或處罰我，反而是利用放學時間同學們都回家後，把我帶到辦公室私下深談。老師倒了杯溫水，讓我坐在她的對面，和我天南地北地聊起班上的每位同學。神經大條的我還以為老師只是想聊天，直到聊起那位女同學，我才明白老師的用意，開始吞吞吐吐一句話也說不出來。老師的眼神溫柔又堅定地看著我，我心虛地低下頭，拿起桌上的溫水咕嚕咕嚕狂飲，整張臉漲紅得像顆蘋果。

老師只是輕輕地說她知道我不是壞孩子，每個人都會犯錯，犯錯並不可恥，但一定要勇敢地承認過錯、深刻檢討並改進。她沒有直接說我犯了什麼錯，而是要我自己想想做錯什麼，會對同學造成什麼影響。那時，我忍不住淚水潰堤，哭著向老師承認自己的錯誤。如今已長大成人的我，再回首這段往事，真的很感謝老師沒有把當年那個調皮的幼稚鬼看作壞孩子，更認知到老師因為顧慮到我的個性看似外放，其實內心好強又愛面子，所以選擇用這種方式處理。

老師教的「承認過錯並反省自己」這個道理，我一直銘記在心，還將它套用在抗癌上，把罹癌假想成是一個過錯，我必須承認它、接受它，治療的過程就是在檢討自己、改正自己，等到治療完畢就能蛻變為更好的自己。謝謝老師，妳當年的諄諄教誨讓我畢生都受用，成為日後更成熟的自己。

以前還是學生時，不論多懵懂無知，身邊總會有許多老師指點我們，直到長大出社會了，才知道生命中的「老師」無所不在。我和大家一樣，都希望人生可以過得平安又順遂，哪知道突如其來的苦難，讓自己不斷往下墜。雖然種種的苦難讓我苦不堪言，如身陷地獄般叫苦連天，除了失去許多夢想無法實踐，還要承受身體的殘缺。但我持心轉念，換個角度看這一切，才明白痛苦的另一端原來是成功的捷徑。

苦難讓我學會如何堅強，如何勇敢，它激發了我內在的潛能，磨練了我原本薄弱的意志力；苦難教會了我如何接納自己的不完美，努力地往上爬，積極樂觀不畏懼挑戰。得了腦瘤加乳癌又如何？我相信厄運總有天會轉彎，所有的磨難都能幻化成為養分，灌溉自己的心智，使它不斷茁壯。

我認為命運總在逆境危機後，才會出現轉機，崎嶇的道路，往往通達絢爛的終點！**苦難，謝謝你，你是我人生的老師**，教會我許多事。是你讓鋼鐵晴誕生，甚至翻轉我的一生。如果沒有你，我可能不會遇見最棒的自己！

最後，
我想對生命中所有的老師說：
老師，謝謝你們教會我許多事，
讓曾經不成熟、不懂事的我，
從各種失敗碰撞中站起來，
蛻變成更好的人。

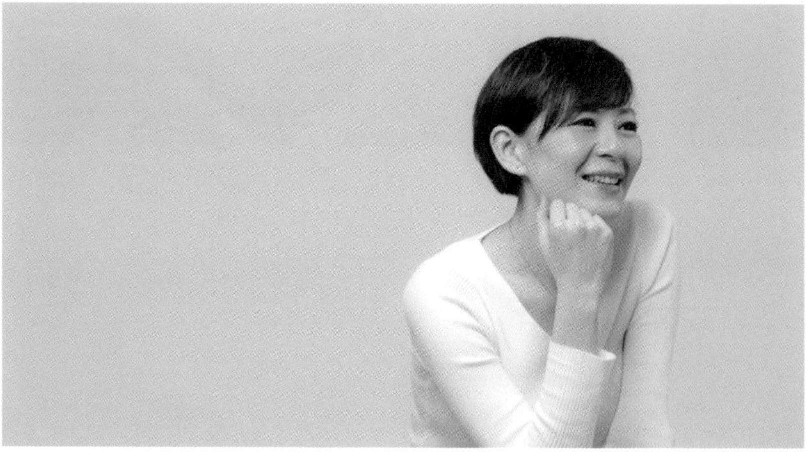

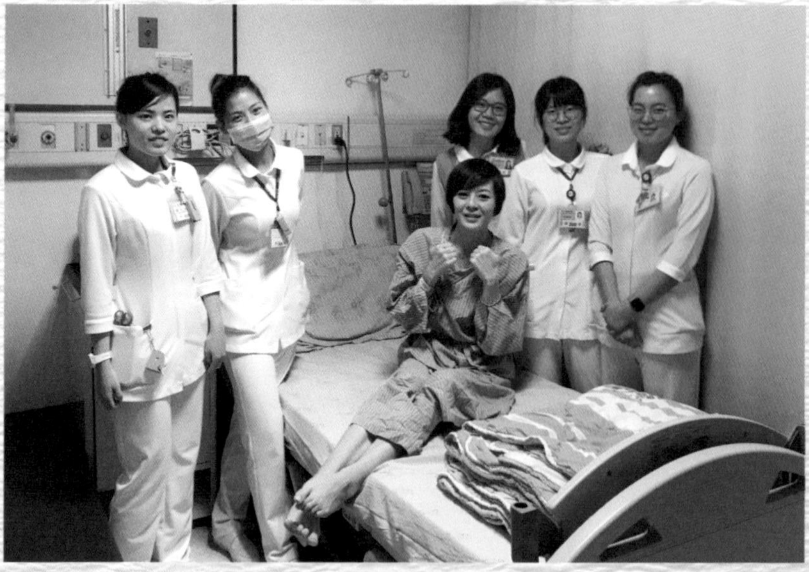

07

給醫護人員們的一封信

謝謝你們在冷冰冰的醫院，給我溫暖的力量

通往手術室的路幽暗漫長，我嚇得抽搐打顫，
是一群默默付出的天使帶給我溫暖與希望，
讓我重獲新生，有了全新的自己。

給我最敬愛的醫護人員們：

在還沒生大病以前，因為不常跑大醫院看病，總覺得醫生看診為什麼都那麼不苟言笑，各個回答簡短惜字如金，好像心情不好趕時間看病，直到後來自己成了大醫院的常客，才解了這個疑惑。在跑醫院的過程中，我見識到原來醫生們一天下來，都要看近百名病人，他們的工作就是要有效率地把病人的病給治好。面對沈重的工作量，一張張陌生的臉孔急著發出求救訊號，等著要一個答案。在不斷吸收龐大負能量的工作環境下，還要保持專業和微笑，實在太強人所難了！偉大的醫生們是我健康的守護者，更是我的救命恩人，真的辛苦了。你們專業堅定的存在，給我溫暖安定的力量，讓我擁有浴火重生的機會，沒有你們就沒有現在的我。**所以我想，一直健康地活下去，就是對你們最棒的報答吧！**

歷經腦瘤和乳癌的手術，很多人以為我見過大風大浪，對開刀已經免疫，但我永遠忘不了過去每次要進入手術室的那份恐懼。簽了手術同意書，被推進手術室的路特別幽暗漫長，我的身體不由自主地抽搐，牙齒不聽使喚地顫抖，好像馬上要與世隔絕的念頭占據於腦海中。手術室裡沒有家人的陪伴，眼前只有手術燈和忙碌的醫護人員，讓我覺得害怕又孤單。

還好，我遇見天使般降臨的你們，當時除了忙著重要的術前準備外，也不忘安撫我不安的情緒。還記得有位護理師在我緊張得直發抖時說：「妳怎麼一直發抖？覺得冷是不是？我幫你加件棉被，拿台暖燈照一下，這樣有好點嗎？」我回道：「有暖和點了，但我還是好怕啊（牙齒繼續顫抖）。」另一位護理師也湊上前，溫柔地說：「不要怕，等一下就當作睡一場舒服有品質的覺，醒來就沒事囉！我看過很多跟妳一樣的病例，手術都很成功，所以不用太擔心！來～慢慢深呼吸，找到安定自己的頻率，就是睡覺而已，你一定可以做到！」現在回想起當時情境，如果沒有你們溫柔地安撫，我可能早已嚇掉三魂七魄，出院還得去收驚！

身為資深病人的我現在還是得不時到醫院回診，也在醫院常常聽到有病人或家屬因身體不適，情緒不穩定，沒耐心等待……而大聲叫罵醫護人員，除了心疼，也覺得你們值得更好的對待。相信不管是病人還是醫護人員，只要能多一份同理心，讓溫暖可以持續被傳遞，醫院就不再會是冷冰冰的。

給我最尊敬的醫護人員們：

真心感謝你們的溫暖守護，
讓我知道對抗病魔的自己並不孤單。

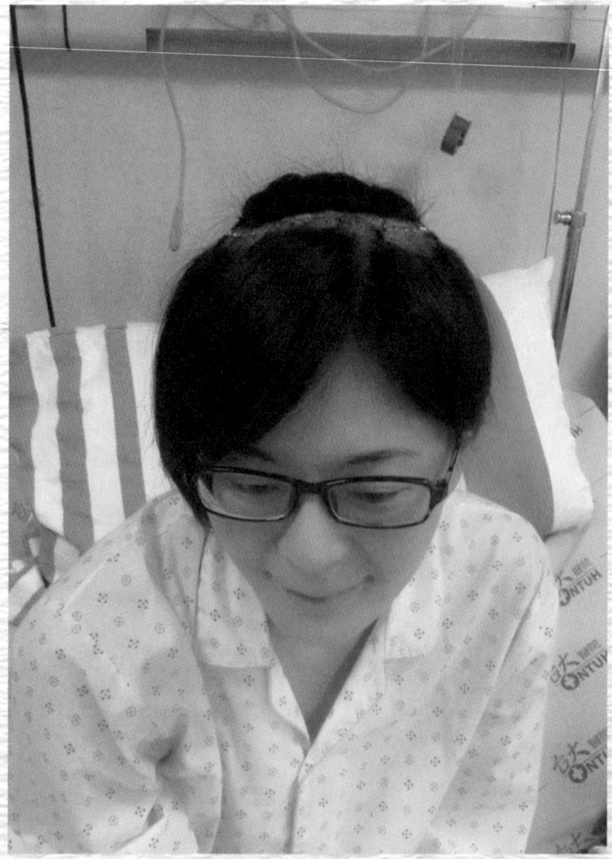

08

給過去得腦瘤的自己一封信

腦袋裝了鐵，內心也堅強如鋼鐵

人生總有許多意想不到的事情，
35歲那年，我被宣告罹患腦瘤，
經歷了女兒尚幼卻無法陪伴，以及腦袋開刀的人生大手術，
才深刻體會——「活著真好」。

Dear罹患腦瘤的自己：

二〇一五年剛成為新手媽媽的妳

，面對著因早產而體弱多病的的寶貝女兒，每天都睡眠不足，過著疲憊又高壓的生活。當時心中只想著「女兒能不能健康長大？」便一股腦兒把重心都放在女兒身上，完全漠視自己身體的各種警告。這一年間，妳的頭每天都疼痛不已，左腳總是麻麻的，耳朵也一直出現耳鳴和轟隆隆的聲音。

現在想想，當時真是太天真了。仗著自己是個熱愛運動的健康寶寶，就完全不把身體出現的異狀放在眼裡，還自我催眠「沒什麼大不了，反正這些症狀一定自己會好」。就是這種消極、置之不理的態度，讓身體再也受不了，使出無情的大反撲。

原本對於身體狀況不以為意的妳，直到這些症狀加重越演越烈，才帶著半推半就的心態就醫。但誰想得到自己得的是腦瘤呢？俗話說「頭痛醫頭，腳痛醫腳」，當時因頭痛和耳鳴，看了幾家大醫院都說是鼻竇炎或鼻息肉肥大。還記得醫生淡淡地說：「妳這小問題，只要住院四天三夜把鼻息肉切除，頭痛和耳鳴的症狀就能解決了！」身為一個健康寶寶，聽到要開刀住院，當然立刻左耳聽右耳出，想著「其實頭痛耳鳴也還好嘛，不管應該也無妨！」

至於腳麻的問題，上網查了一下決定看骨科和復健科（完全不會想到要看神經內科）。當時醫生都說只是坐骨神經壓到，認真做幾個月的復健和物理治療就會好。天真的妳還沾沾自喜不用住院，乖乖做了一陣子復健。想不到經過一兩個月的復健後，腳麻沒有改善，頭痛越發頻繁，痛麻的程度也加重了。與此同時，視線開始出現莫名的黑點，一向神經大條的妳也突然感覺不太對勁，上網查了一下還能看哪一科，最後得到了答案——腦神經內科。

依稀記得這一天，妳獨自一人去了離家比較近的基隆長庚醫院，向醫生說明狀況後，便進行腦波和電腦斷層檢查。第一次做這樣的檢查內心感覺挺奇妙的，想著寶貝女兒才剛出生，雙眼緊閉的妳忍不住內心默念：「老天呀，我還要照顧剛出生的女兒，拜託請讓我健康平安、一切順利吧！」

檢查結束後，醫師交代一個月後再回來看報告。但是才過了幾天，妳就接到醫院的通知，電話那頭的護理師說：「陳小姐，醫生請妳提前回來看報告，我們幫妳掛了明天下午回診。」當時正值女兒生病，全心全意掛念著女兒又粗線條的妳，立刻回絕了護理師：「沒關係，我一個月後再回去看就好，因為我女兒生病，明天必須在家照顧她，真的不太方便跑醫院。」電話掛斷後，妳輕描淡寫地把這件事情告訴前夫（當時還是老公），他一聽驚呆了，叮嚀著一定要趕快回去看報告。

對！我當時就是這麼不以為意，覺得自己不可能會有什麼事！很感謝當時前夫機靈地提醒，隔天就陪我去醫院接受人生中的第一個震撼彈。一進診間，醫生說：「陳小姐，這片子照出來妳的腦裡有一塊很大的陰影，我覺得它是個腦瘤，建議妳儘速去大醫院找專科醫生就醫！」

永遠記得當時的妳腦子一片空白，彷彿周遭的人事物都靜止了，只留下錯愕崩潰、哭到難以停止的自己，內心憤憤不平地嘶吼：「怎麼可能？這不是真的！為什麼是我？」當下畫面就像電影演的一樣，恨不得撕破手中的報告，看到玻璃就想一頭撞破！

離開醫院後，和家人討論了許久，最後決定到台大醫院接受檢查。還記

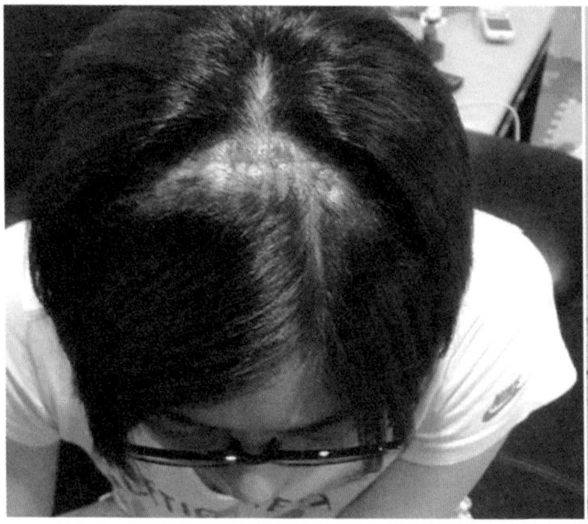
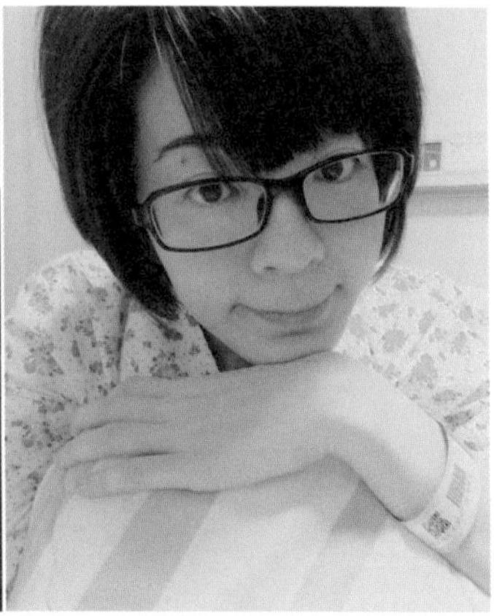

得主治醫師第一次看著核磁共振影像報告，表情凝重、語氣低沈地說：「你的瘤7×7太大了，而且又包著很多神經和血管，這個不好處理，但是又不能不處理……」邊講還邊搖頭。

聽醫生說完這些，妳的魂都不知道飛哪去了，在診間哭著說：「醫生求求你，拜託救救我……」只差沒有下跪拉衣角（當時自己就像個電影中的悲情女主角）。哭戲演完了，醫生淡定回應：「那就開吧，只是這手術的風險要先跟妳說一下，妳可能會失明或癱瘓。」聽到這些，妳早已嚇得魂都飛了。上一輪的眼淚都還沒乾，排山倒海又接著來。那到底要不要開刀呢？當下真的沒有時間考慮了，只能硬著頭皮接受這一切。人生的第一刀，沒想到就要把腦給鋸開，**那一刻，妳真的覺得死亡離自己好近好近。**

面對這前所未有的震撼，那幾日只要一想到就掉進黑洞出不來，多少寂靜的夜晚止不住淚水的氾濫！但常常哭著哭著轉頭看到女兒，一秒妳又把自己打回到現實。為了她，妳只能不斷告訴自己：「我的寶貝還那麼小，她很需要我，我不能不堅強！」只要這麼想著，內心的不安定感很快就會被抽離，妳想著，這就是母愛的韌性。當時連難過的時間也沒有，只想趕快面對，快點結束這場鬧劇。

其實妳真的很「幸運」，正因為提早發現，才擁有治療的選項。這是上天給的人生考驗，只要好好治療，一定可以順利戰勝它。再把這病想得更簡單點，不就是去醫院睡個覺，起來又是一條好漢？其實沒那麼困難嘛！面對沒把握的未來，想法簡單點，其餘交給專業，憂慮好像就小一點！就這樣，妳帶著沒有後路可退的堅定，勇敢接受這不公平挑戰！開腦手術經過救命恩人（主治醫師）四個多小時的鬼斧神工，總算是功成身退！

還記得家人事後形容當時在手術室外等待的心情，他們說等這四小時像是等了四年那麼久，而且醫生一從手術房走出來，就臉色凝重地跟他們說：「因為在取瘤的時候，不小心撥到了運動神經，可能會癱瘓『一輩子』。」眾人大驚，不知道那時是醫生太累講錯，還是家屬太累聽錯？最後澄清是癱瘓『一陣子』！現在聽到這情節大家都會哈哈大笑，但當時家人可被嚇得屁滾尿流，承受的壓力是無可比擬地大！

醫生講完接著說：「因為瘤實在太大了，大到侵蝕到顱骨，已成蜂窩狀，所以在手術當中決定把它取出，換上鈦合金替代原本的顱骨！」清醒後的妳聽到這個消息，其實沒有很害怕，反而是腦子裡閃過許多好笑的想像，例如：

1 **我的頭頂有塊金屬，那不就成了萬磁王?!磁鐵可以吸住我的頭嗎？**

2 **要是出國過掃描機一直嗶嗶嗶，海關叫我拿出來！我要怎麼辦？**

3 **如果我死後火化，女兒撿骨撿到一塊鈦合金，她會瘋掉還是大笑？**

手術完成後為了讓腦壓回穩，回到自主呼吸，必須全身插管住進加護病房。妳醒來發現手腳被綁住，嘴巴裡又插著超粗的管子無法說話，每吞一次口

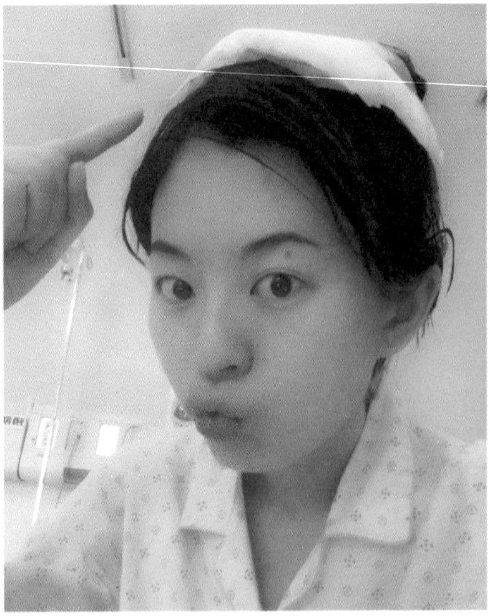

水就像用刀割一次喉嚨，那種痛到現在都還記憶猶新。當時無法動彈地躺在病床上，就像躺在棺材般，看著一個接一個的親戚來探訪，真的好像世界要離自己而去一樣，更深刻體會到生命是多麼地渺小，健康是如此地重要！

等到腦壓穩定後，麻藥退了，妳可以自己呼吸，便換到了普通病房。終於可以活動身體開口說話了，可是……腳卻一動也不動的，不聽使喚。難道真的癱瘓了嗎？腦海裡全都是下半輩子坐輪椅照顧女兒的畫面，好心酸、好無奈，內心小劇場源源不絕上演著苦情的畫面，但想到最後，妳給自己下個總結——「雖然有所遺憾，但至少我還活著，真是謝天謝地感恩啊！」醫生都還沒來說明就自己亂編劇，哈哈，看來腦子傷得可真不輕?!但當時的妳發自內心認為：**活著真好！**

經過三天偽癱瘓人生後，腳開始慢慢有知覺了，醫生總是帶著滿意的笑容，一直說妳恢復得很好，是他的得意作品！還記得當腳開始有反應後，妳興奮地想立刻下床走走，但轉身卻跌坐在地上，妳試著想要再次使用那有知覺的腳站起來，但又再跌了一次。妹妹從廁所出來後急忙過來攙扶，幫忙妳起身慢慢走了好幾步。經過幾天的復健，妳終於能越走越遠，腳步越來越穩。除了頭上少了點頭髮，多了點疤，妳看起來就像個正常人。

半個月過去了，妳走出醫院，站在門口面對陽光大口大口地深呼吸，原來活著是多麼棒的事情！現在回憶起這一切，就好比人生經歷挫折的寓意不是嗎？跌跌撞撞很多次，有時可以自己爬起來，有時需要別人的幫忙，無論用什麼方法，只要自己有想要爬起來的心，就算嘗試了很多次，最後一定能夠站起來！雖然過程中孕育了許多辛苦和心酸，但這就是人生，有苦才有甜，走過了，妳就可以笑著流淚，看淡這一切！

給四年前得腦瘤的自己，我想對妳說：

妳真勇敢，不只腦袋裝了鋼鐵，內心也蛻變成有鋼鐵意志的「鋼鐵晴」！

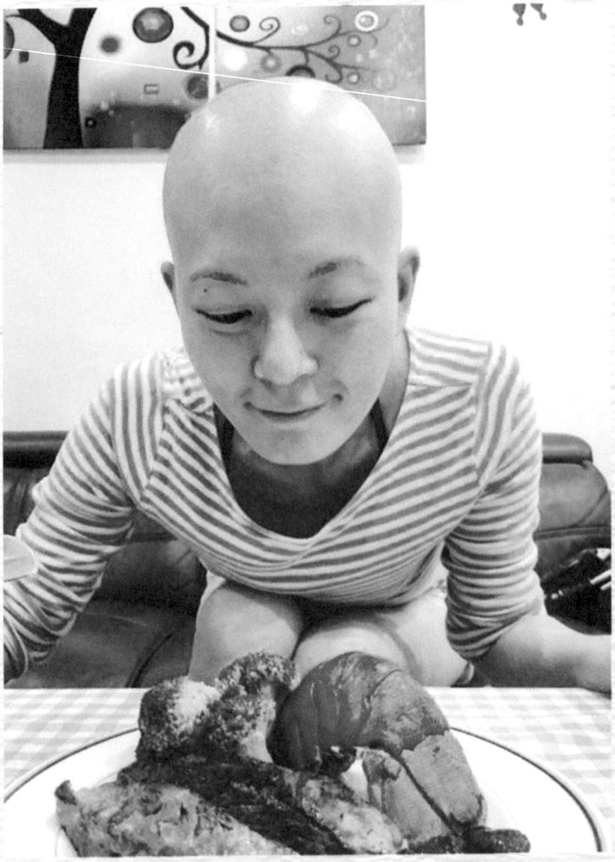

09

勇敢是可以訓練的

給過去得乳癌的自己一封信

幾年前，面對痛苦的化療，我跌入可怕的憂鬱黑洞。

在無數夜晚，曾經獨自崩潰流淚、想要放棄，

還好家人、朋友的愛給我滿滿的力量，

更重要的是，我學習和自己的情緒對話，幫自己打氣。

於是我體會到「勇敢是可以訓練的」，

雖然老天給的人生劇本，我無法修改，

但我告訴自己：要演，就要演得絢麗精彩！

Dear罹患乳癌的自己：

時序遞嬗，酷夏來臨，七月的今日，又到了想寫封信給當時的妳的時刻。三年前的七月，妳罹患了腦瘤；兩年前的七月，妳又罹患了乳癌。當時的妳或許不安、或許難過，甚至不敢想像未來的自己會是如何，透過這封信，我想要說：我是38歲的妳，目前還在定期回診追蹤中，除了參加乳癌姐妹的社團與講座、經營臉書粉絲專頁分享抗癌點滴外，想不到還開始著手寫書了呢！

人生就是充滿許多想也想不到的「意外驚喜」，尤其在30幾歲那些年，真的發生不少事情。在歷經生產驚魂、撫育早產兒的心酸和35歲腦袋開花的衝擊後，原以為自己的人生鳥事額度已滿，八點檔連續劇也該演完，沒想到隔年36歲，老天爺又丟給下一顆震撼彈，賞了個乳癌好不痛快！

老天爺的劇本沒辦法修改，只能咬著牙把它演完，但個性不服輸的妳誓死就算生病也要演得絢麗精彩，所以當在診間聽到確診那一刻，妳沒有失控地崩潰大哭，反而異常地鎮定冷靜。

得知罹患乳癌，妳嘲諷自己：「比起之前的腦袋開花，移除胸部感覺容易多了！因為胸部不就是外掛的兩坨肉罷了！而且砍掉還可以重練，再做一個新的，好像也沒什麼損失嘛？」

現在回想，覺得妳還真像個不知天高地厚的傻妞，居然可以把罹癌想得這麼簡單。事實上，乳癌要承擔的不單單只是外在的改變，還要面對手術的惶惶風險與勞頓復健，繁瑣的治療藥物帶來的棘手副作用，甚至還要面臨脆弱心靈的黑暗逆襲，一輩子疑懼轉移的掛心……。

但我很感謝當時的妳，一開始能擁有這般傻勁和衝勁。有時候，正因沒想那麼多的單純，才有面對困難的勇氣。因為相信「簡單點，煩惱少一點，勇敢會多一些」，就是抱持了這樣的想法，才順利開啟這段抗癌之路。

還記得確診後，首要面對的是乳房切除手術。當時信心滿滿準備入院迎接挑戰，卻碰到手術時間被急診室的其他病患給插隊，這讓妳足足空腹了36個小時，餓到躺在床上輪播人生跑馬燈。本來覺得很衰小，怎麼所有鳥事都能遇

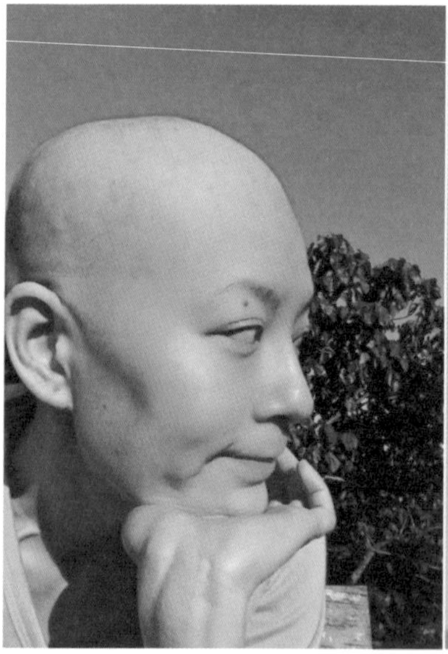

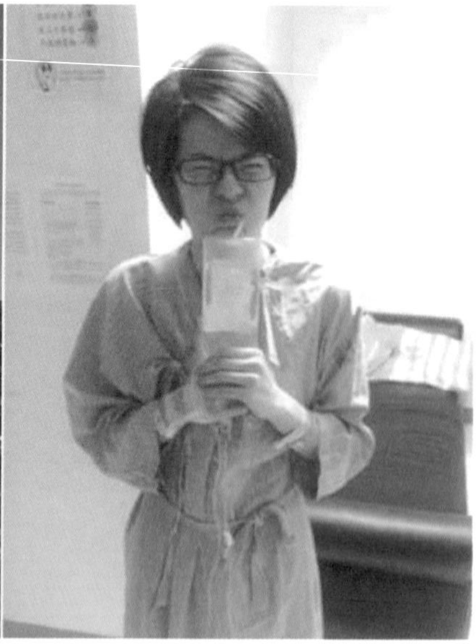

到，可是這也是老天給的劇本，只能自行吸收。哈哈，樂天的妳試著轉個念，乾脆就當自己是參加「飢餓三十」！想想非洲那些連活下去都有困難的孩子，更別提吃飯了，才餓幾個小時也沒什麼好抱怨呀！沒錯，很多事轉個念，其實也沒想像中那麼嚴重。生病後，妳越來越懂得如何自尋開心，因為深刻體悟到「惟有調整心情，才能更有動力應付所有艱難」。

不過，當時抗癌之路並非一路嘻嘻哈哈、勇敢樂觀、正能量爆表地面對每一天，接下來的化療，才是人生中最黑暗、最低潮的時刻。永遠忘不了當時的妳本來是帶著無比的信心，相信自己一定可以做到，卻沒想到第一次化療身體就無法承受藥物的襲擊，全身麻痺到手腳蜷曲，無法行走。後來不但顏面神經失調到嘴巴歪斜、口水直流，甚至全身冒冷汗呼吸困難，差點休克！

被家人緊急送往急診時，醫生居然說是過度換氣症候群，還說：「妳就是太緊張了。」什麼？當時明明就不覺得緊張啊！這種藥物和身體融合的化學反應，實在沒有一個標準答案。老天爺就像一位有強迫症的編劇，硬是幫我加戲，讓這齣戲能高潮迭起……。

雖然只有第一次化療有這樣的驚魂之夜，但接下來的幾次也沒好到哪裡去。第二次化療，妳開始食不知味、全身軟爛。當時坐也不是，站也不是，身體好像被附身一樣，感覺不是自己的。鼻子聞到任何一點味道都沒辦法接受，必須隨時掛著塑膠袋，迎接時不時的噴吐。照著鏡子看著自己有如佛地魔的鬼樣，還有大小不一滿是疤痕的胸部，每天魂不附體地在家裡徘徊，好像在拍陰屍路……。

當夜深人靜，黑暗來襲，生理跟心理的壓力早已超出負荷，淚水就在這時候潰堤。妳哭著說：「我承受不了，我辦不到！我不想繼續，我好想放棄！」迎面而來的負面情緒快要把整個人給吞噬了，根本不知道該如何抑制這可怕又強大的黑勢力。某夜，在房間哭得滿臉淚痕的妳轉過頭，看著女兒熟睡的臉龐，才更加意識到原來自己不是一個人，原來自己擁有這麼富足的愛。

雖然愛有著無與倫比的力量，但解鈴還須繫鈴人，想要對抗心裡的黑暗面，至始至終只有自己才能完全地主導。於是妳開始學會抽離，試著讓情緒找到出口，告訴自己：哭過就算~屁股拍拍~眼淚掰掰！每天對自己信心喊話，保護自己不讓黑勢力纏身。

經歷這一切後，妳學到了「沒有人天生就勇敢，但勇敢是可以訓練的」。只要慢慢練習，一次、兩次、三次……總有成功的那次！人生邊走邊學習，越闖一定越勇敢。

謝謝妳，36歲的自己，

謝謝妳，沒那麼快放棄自己。

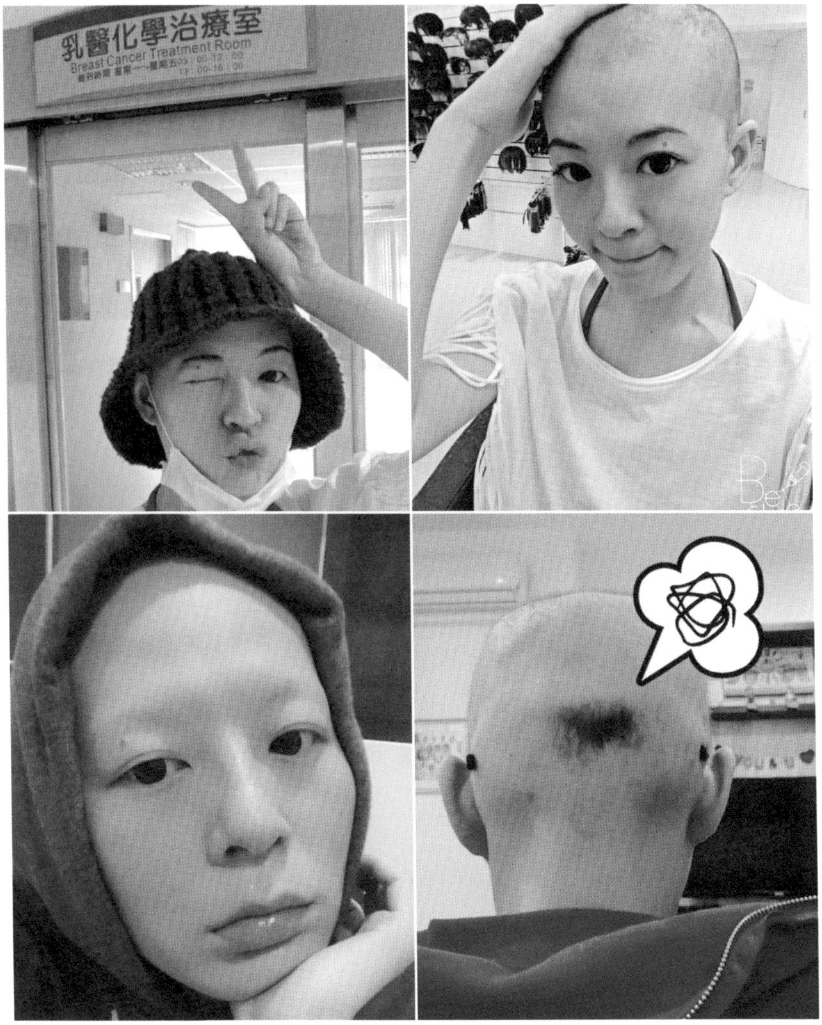
乳醫化學治療室
Breast Cancer Treatment Room

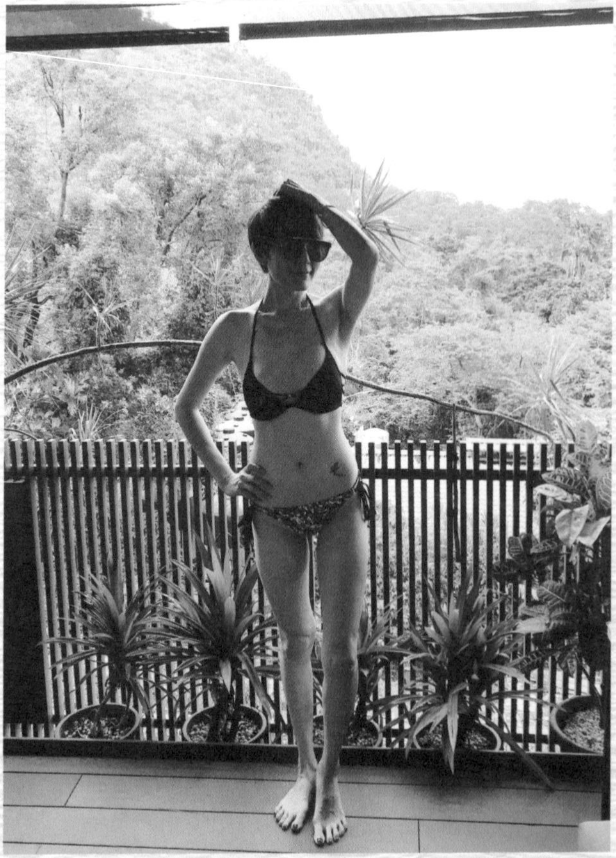

10

給乳房的一封信

重建乳房，重生自信

曾經為自己的平胸沒自信，
確診乳癌時，更擔心乳房切除後成了不完整的女人，
透過乳房重建手術，我彷彿重生，
更了解到「美，由自己定義！」

給我親愛的乳房：

你知道我從前曾因你的大小而自卑嗎？

還記得進入青春期時，乳房是女孩們身上變化最明顯的部位。隨著你悄悄發育，我開始穿戴內衣，體驗從小女孩漸漸變成少女的歷程。當時以為這對胸前的肉就這樣跟著我一輩子，從沒想過日後竟會因罹患乳癌而切除。

本身瘦得像竹竿、個性大剌剌的我，從青少年時期開始，因為胸部小，常常淪為同學朋友們嘲笑的箭靶。大家都叫我男人婆、死人妖、洗衣板、平底鍋，還有飛機場……為了表現得落落大方、開得起玩笑，我甚至跟著大家一起嘲笑自己，從不讓人察覺內在情緒。但其實我的內心很受傷，胸部小讓我感到非常沒有自信，尤其青少年時期最在意別人的評價和眼光了。當時，我常低頭望著你，不斷內心喊話：「拜託你爭氣點，快快長大吧！」

在確診乳癌的第一時間，我不在意指數有多少，癌細胞有多兇，我最在意的是能否保有完整的乳房。如果連這碩果僅存的女性特徵都變得醜陋，我的自信將會蕩然無存，內心一輩子抬不起頭，活著也不會快樂。是的！胸前這兩坨肉在我心裡就是這麼嚴重的陰霾。

還好，生在醫療發達的世代，我擁有不一樣的選擇。當醫生說出「乳房重建」這個選項後，我宛若新生，對於抗癌甚至充滿期待。在完成艱難的化療之路後，緊接著開始一段乳房重建之旅。原本設定只重建患側一邊，但想想既然都要動刀了，何不乾脆連另一邊也一起「升級」呢？以前提不起勇氣隆乳，現在剛好可以名正言順執行，對我來說簡直是個天大的好消息，真迫不及待想要快點住院。當時大家都覺得我瘋了，要開刀為什麼還能這麼開心？經歷開腦手術、乳癌化療，前面顛簸的天堂路都爬過來了，剩下這鄉間小路，當然不會放在眼裡！就這樣，我帶著囂張的意志到醫院，進行了乳房重建手術。

原以為換個滿意的乳房是件美事，可是手術沒有我想像中輕而易舉。還記得那時麻醉退了，我眼睛睜開……天啊！**胸部就像被卡車撞了**，完全無法動彈，痛得我在病床上哀哀叫，不過看到自己的乳房隆起兩座小山，又開心地笑了出來。完成乳房重建，也等於完成了自信心重建。

謝謝，我親愛的乳房：

你讓我徹底重生了，也讓我生理心理都進化了。

現在的我敢大方穿上比基尼，自信地抬頭挺胸，連走路都有風！

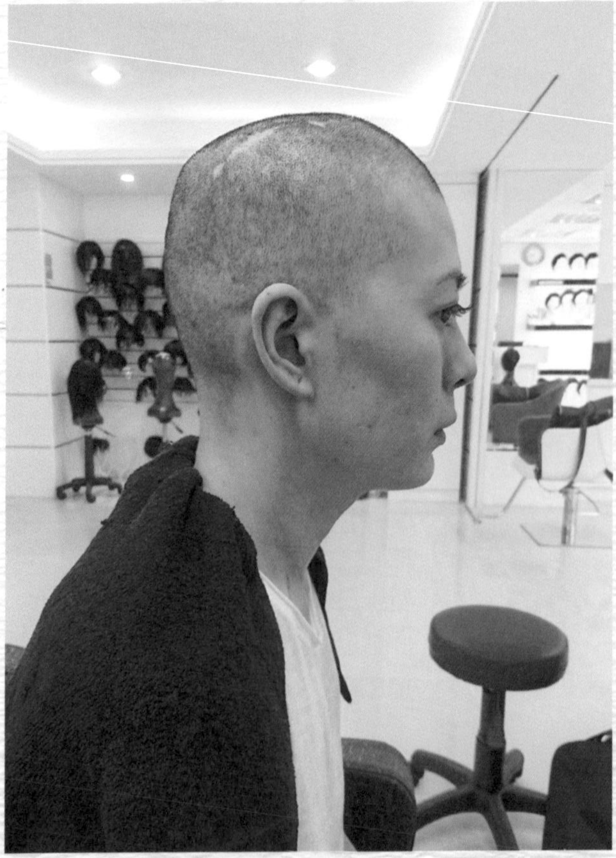

11

給假髮的一封信

讓我閃閃動人的光頭救星

剃髮那天，原以為自己已經做好心理準備，
但剃刀接觸頭皮時，我忍不住大哭，眼淚模糊了視線。
一向愛美的我曾經無法接受自己變成光頭，
還好有了假髮，陪伴我走過艱辛的抗癌旅程，
讓我可以打扮得美美的，偽裝成正常人。

給親愛的假髮：

人生當中最低潮、最醜陋的階段，我自認是接受化療那段時期，個人稱作「玩命光頭時期」。一向愛漂亮的我，因為化療的外在改變，曾一度失去信心，看著鏡子中的自己，久久無法接受，心想：「天啊！真的太醜了，這根本不是我！」還好，緣分讓我們在假髮店相遇了，你是我的光頭救星。

這一切都要回溯到剃髮變身光頭前。當時得知接受化療後，頭髮就會毫不留情地掉落，愛美的我決定先下手為強，尋覓一頂陪我走過化療之路的假髮。在此之前，我從來沒有戴過假髮，該怎麼選根本一點頭緒也沒有。我事先上網做了一些功課，看看其他人分享的心得，無意間發現忠孝東路上有一條假髮街，於是行動派的我立刻驅身前往。

還記得走進假髮店時，看著店家一樓琳瑯滿目的假髮，各個品牌一應俱全，也不知道買哪家好，便從第一家開始一間一間逛，看到喜歡的就問店員。想不到隨口一問，一頂假髮都要價5～8萬！而且有些店員擺著一副高不可攀，好像我買不起的臉，嚇得我屁滾尿流加速逃離！其實我也不是買不起，但心中就是有一種「為什麼生病了還要被如此對待」的不舒服感！

就在我快快不悅，驚魂未定時，發現四樓還有一間假髮店。抱著死馬當活馬醫的心態，我鼓起勇氣走上樓去看看。一進店裡，看到一位長得很像國倫老師的店長，帶著溫暖的笑容迎向前，態度非常親切，細心地為我介紹每一頂假髮的材質、特性、價位。看到這間店的價格後，我忍不住問店長：「為什麼你們假髮明明跟那些一樓店面的材質聽起來都一樣，但價格卻便宜那麼多？」店長說：「因為一樓租金很貴，我們老闆選擇四樓店面，就是希望把開店成本壓低，盡可能回饋在病友身上。」

聊著聊著，店長和我分享自己的爸爸也是因癌症過世，所以特別能夠體會癌友的心情。在聊天的同時，我很快地卸下心房，覺得這位店長好有同理心，講話誠懇不做作，也不會強迫推銷，處處為了癌友設想，而且還不厭其煩地拿假髮給我試戴，讓我生病時期變得敏感的玻璃心馬上融化了。

在滿屋子假髮的店裡，我選了一頂戴起來非常舒服的假髮，一邊試戴一邊照著鏡子，心想：「還不錯嘛！難得有機會換換不一樣的髮型，想不到還挺適合的！」親愛的假髮啊，你一定想不到自己帶有一種魔力吧？我在店裡一試戴在頭上，就捧著你和店長說：「就決定是他了！」原本對於即將變身光頭而滿懷不安的我，**在那一刻，彷彿被人從憂鬱漩渦中拉上岸，有了繼續前行的勇氣。**

剃髮那天，我帶著你一起前往假髮店，準備迎接我的光頭人生。本來以為自己已經做好心理準備，但在剃刀第一下滑過我寶貝頭髮的剎那，還是忍不住淚如雨下，原來我沒有想像中堅強。永遠記得頭髮一搓一搓落下，眼淚也一滴一滴滑落，鹹鹹的淚水混合了剃刀的電動聲，鏡子中的自己也隨著眼眶模糊了。在場陪我的朋友見狀，馬上說些笑話分散我注意力，假髮店的店長則以迅速專業的手法，幫我完成剃髮。當店長溫柔

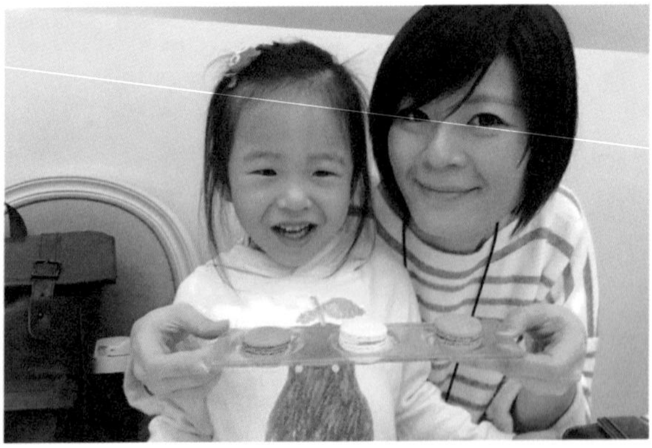

地把你戴在我的頭上，頭皮和假髮天衣無縫的合作，讓我根本來不及難過，好像只是換了新髮型而已。

有了假髮就像有了魔法，我告訴自己就算不能接受光頭的造型也不要勉強，變醜就變醜啊，反正又不是一輩子都要當光頭，因為毛髮會再重生，但心死了就無法重生！心靈強大才是真正的強大，所以我想盡辦法讓自己在這短暫光頭的時光不那麼隨性邋遢，要醜在家裡醜就好，至少出門可以靠假髮打扮得美美的偽裝成正常人。

對我來說，你不僅僅是一頂假髮，還陪伴我走過人生最黑暗的低潮。只要戴上你，就可以讓當時那個醜陋不勇敢的自己，享有片刻的自信，當個最正的病人，在艱苦的抗癌路上，讓自己也能發光。

謝謝你，我親愛的假髮，
很慶幸抗癌之路有你相伴，
你是我的光頭救星！

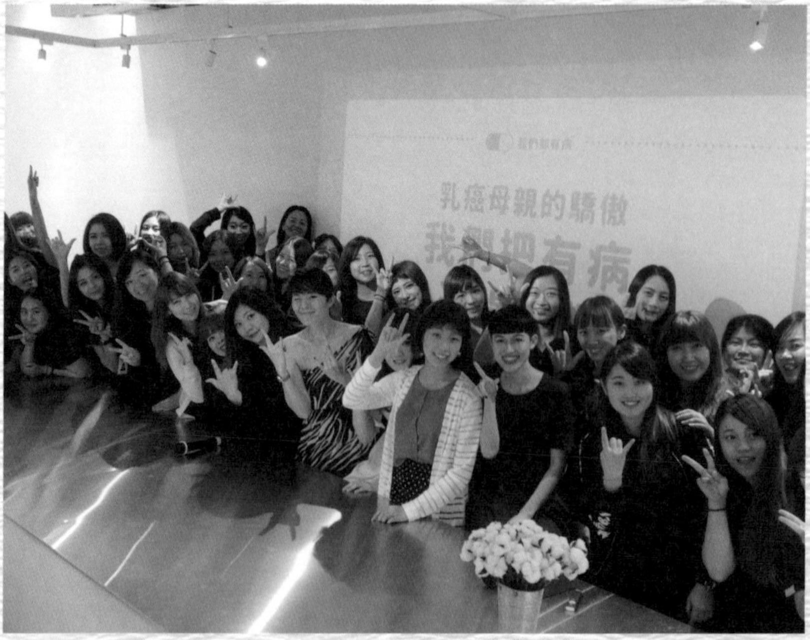
乳癌母親的驕傲

12

給花漾女孩的一封信

姊妹同行，抗癌路上不孤單

緣分讓我加入一個年輕乳癌社團，
認識一群勇敢的花漾女孩。
在這裡，我們不需要解釋就能互相理解；
在這裡，我們一起對抗共同的敵人。
雖然我們都有病，但我們不服輸。

Dear花漾女孩們：

在我抗癌歷程中

，一開始最難熬的階段是家人和女兒的力量，支撐我度過不安與黑暗。當時的我還沒認識妳們，總以為這條對抗病魔的崎嶇道路，只能自己一人孤單前行。儘管經過手術、化療、乳房重建的洗禮，我都走過來了，但後續還有漫長的10年口服藥物治療、3年停經針治療，以及長年的定期追蹤等著我，換句話說，我的下半輩子還是得把醫院當自己後花園一樣時常進出。雖然難熬的都熬過了，但面對這些又臭又長的治療，心情難免憂鬱。還好我遇見了一群姊妹，陪我一起走在相同的道路上。

緣分就是這麼奇妙，還記得某次去醫院回診，我搭著電梯準備回家時，看到電梯裡有位跟我一樣短頭髮的俏麗女孩對我微笑。她的笑容很親切、很陽光，一點也不會讓人感受到被陌生人上下打量的不舒服。待電梯門一開，我們很有默契地邊走邊聊了起來，才知道原來我們同是乳癌患者，在同一間醫院治療，還是同一位主治醫師。兩人如遇知音，立刻話匣子大開，詢問彼此的治療狀況。

這個女孩名叫「米娜」，她是我人生中的貴人。那天雖然是我們第一次見面，兩人卻很快就熟絡了起來。她知道我也是乳癌患者後，親切地問我說：「妳要不要加入我們的年輕乳癌社團？是我創立的！」我聽了毫不考慮立刻答應。就這樣，我的第二人生就在這段美好的相遇後神展開！

進入社團後，我認識了妳們——一群美麗勇敢的花漾女孩。還記得初次見面時，我發現社團裡臥虎藏龍，有許多醫生和物理治療師助陣，幫忙協助徬徨無助的女孩們得到正確的醫療知識，當時真覺得相見恨晚。在這個社團中，除了有專業的資訊可以了解外，更少不了許多同病相憐的學姊學妹相互交流。在這個小天地裡，我們可以保有隱私很放心地盡情討拍，釋放面對罹癌的負能量。

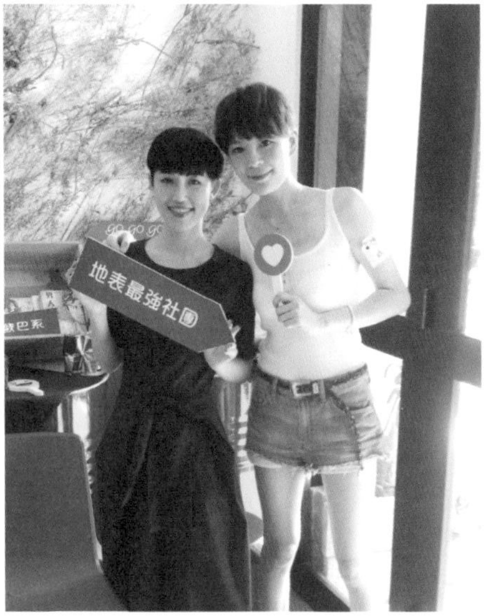

因為同理所以珍惜，知道辛苦所以體諒。我們就像一起出征的戰友，對抗共同的敵人，互相扶持打完這場艱苦的仗！因為妳們，讓我知道自己不是一個人孤軍奮戰，不論多苦，都有一群人陪我一起作戰打怪，一起學習堅強勇敢，一起活出生命的燦爛。

感謝有這麼一個療癒的社團，能夠為需要幫助、正歷經黑暗幽谷的我們點了一盞燈，給我們指引了方向。在這裡，我們可以敞開心深談，定下心面對治療，不必偽裝；在這裡，從專業到眼淚，人人真心撫慰，雖然有時覺得人生就是這麼累，但我們有相互扶持的勇氣面對。

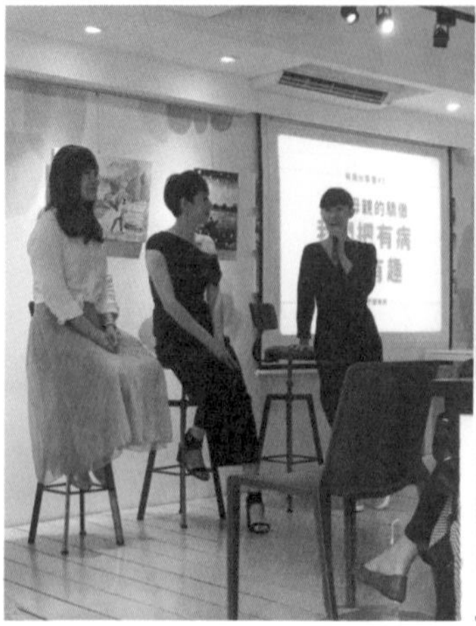

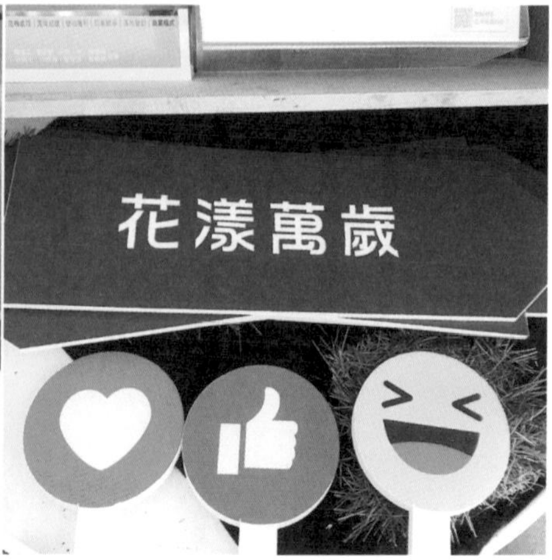

一個人走得快，但一群人走得遠，因為妳們，我不再孤軍奮戰。我在這裡得到好多的力量，更多了一份使命感，開始和更多學姐學妹分享自己的故事，鼓勵更多的病友一起成為花漾女孩。過去一直覺得自己是個平凡的女生，但米娜學姊告訴我：**「妳只要好好地、漂漂亮亮地活著，就是對大家最棒的鼓勵！」**感謝米娜學姊當年在汪洋的人海中，對我伸出溫暖的手，化身我背後的成功推手，成就今天自信勇敢的我。感受到社團姊妹們的力量後，我也期許自己能透過一點影響力，繼續傳遞這份「愛的魔咒」！

謝謝所有花漾女孩們，
我們一起大聲向全世界說：
就算生病還是可以活得美美的，
就算生病還是可以勇敢自信！

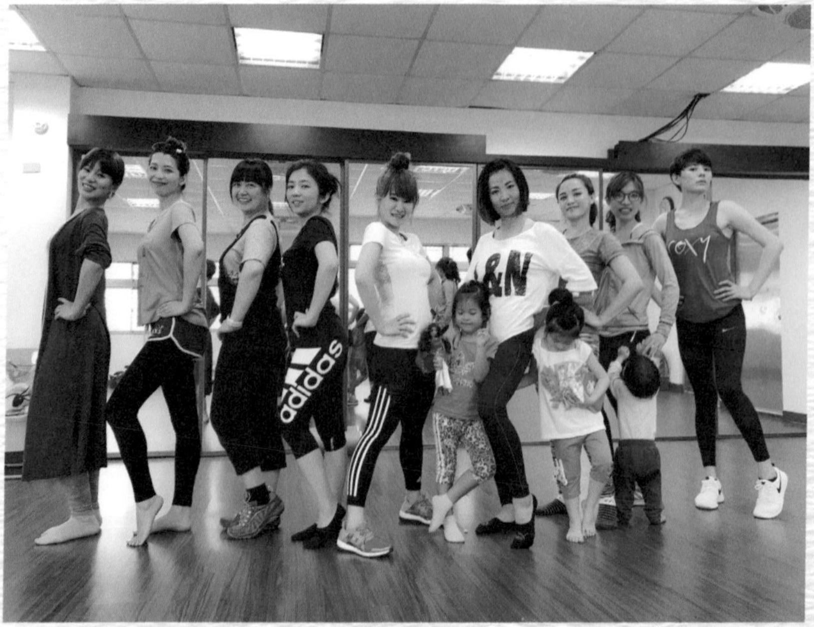
adidas

13

給腹愁者聯盟的一封信

要活就要動，女人們一同飆汗吧！

一群人運動比一個人運動更有動力，
所以我和一群媽媽們組成了「腹愁者聯盟」。
因為兩場大病，讓我重新開始認真運動，
我慶幸自己能及早得到身體的教訓，
下半輩子絕不會再虐待自己的身體！

給我腹愁者聯盟的盟友們：

運動之路有妳們相伴飆汗真好！我雖然稱不上運動白癡，但曾有一段時間因為忙於家庭，久而久之漸漸忽視了運動的重要性。因為認識了妳們，才讓我知道所有發懶找藉口不運動的人，都該找一群志同道合的運動同好互相督促，讓毅力不足的自己有個人推一把！

其實我從小一直覺得自己是個過動兒，總有用不完的精力。小時候看著球場上的人跑來跑去被大家盯著看，總覺得很威風，所以也開始接觸了籃球，甚至到了專科還加入籃球校隊。那時候的我，很享受成為台下目光的焦點，而且每次打完球，汗流浹背精力耗盡的感覺很有成就感，運動完還可以吃下兩份麥當勞套餐！運動流汗這件事當時變成我的興趣，這興趣也換得長滿蜘蛛網的健保卡。那時候的我是個健康寶寶，很少生病，根本不會想到十幾年後的自己會生了兩場大病。

但在結婚有了孩子以後，我和大部分的媽媽一樣，奉獻所有時間和精力在經營婚姻和照顧孩子，壓力堆積得累到只剩下呼吸，根本沒多的時間可以運動。現在回想起來，其實時間擠一下就有了，只是願不願意堅持罷了。因為長時間壓抑心情，身體的壓力沒有出口得以舒緩，所以壓力超載的身體給了我無情大反撲！

生病過後，我吸收了很多保健知識，也比以前更懂得關心自己的身體。為了有更多體力支撐化療，也為了保持健康，我試著找回對運動的熱情，但卻發現自己已經不是當年那個在球場上揮汗的青少女了。曾經，我試著在家裡運動，但女兒的各種阻撓，還有自己的千萬個偷懶藉口，使得在家運動的計畫進行得並不順利。

當我正苦惱怎麼樣可以讓自己維持規律的運動時，正好接觸到了「腹愁者聯盟」。它是由一群地表最強的全職媽媽所組成，大家每天除了忙著照顧學齡前的小孩，也希望能擠出時間一起運動，所以大家自立自強地組成一團，租了獨立空間的教室，找了專業的老師指導，每週固定時間進行規律運動。教室裡，小孩們在一旁玩，媽媽們則努力揮汗，再配點垃圾話寒暄，形成毫不違和的畫面。就這樣，我們的組合持續到現在小孩都去上學了，媽媽們對於運動的熱情仍絲毫不滅！我很喜歡和大家為同樣的目標共同奮戰的感覺，彼此互相激勵，沒有理由可以偷懶。雖然運動很辛苦，但我們一起堅持，大家都在為了讓自己變得更好而努力。

謝謝「腹愁者聯盟」的盟友們：

妳們讓我找回運動的熱情，以及堅持運動的動力，有妳們的陪伴，運動也可以是件很輕鬆快樂的事！

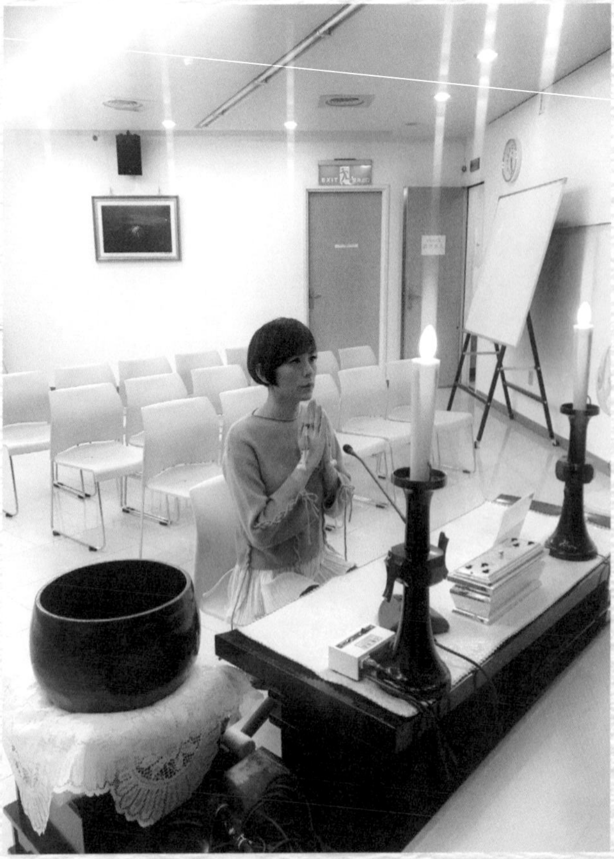

14

給御本尊的一封信

人在生病時都該有個精神寄託

爲這封信，其實並不是想要傳教，
而是希望透過自己的經驗分享，
讓更多人知道，當人生遇到難關時，
信仰能帶給心靈依靠與力量。

給我的守護者御本尊：

因為家族信仰的緣故

，我從小就跟著爸爸、阿公和阿嬤一起念經唱題。小的時候懵懵懂懂，不知道為什麼爸爸總是告訴我：「只要妳心情不好、害怕或是遇到困難的時候就唱題吧。」當時我還沒慧根能領悟其中的道理，甚至不懂為什麼大家都可以如此虔誠地把心定住，嘴巴還能夠一直大聲地唸唱。小時候我是嘴裡唸著，心卻不知飛哪兒去，直到長大開始有了各種煩惱和措手不及的人生挑戰，加上親眼看到老爸這本活教科書的革命奮鬥史，讓我深刻地知道，原來信仰能夠帶來無比的力量，帶領自己跨越不可能的任務！

我的爸媽在我四歲時就離婚了，我和妹妹從小是爸爸帶大的。這位帥氣的男子努力地工作養家，還身兼母職燒得一手好菜，辛苦地把我們姐妹倆拉拔成人。正當可以鬆口氣的時候，卻因工作遇人不淑被倒債千萬，身上的重擔又壓了回來，每天被錢追得喘不過氣，鬱悶的心情全反映在健康上。

情緒的波動使得爸爸的心臟血管萎縮，某天突然心肌梗塞昏倒，被緊急送進醫院。還記得當時我和妹妹在醫院裡焦急地哭了，在手術房外等了好久。醫生說如果再晚一步爸爸就死了，必須要立即做「開心手術」。我當時還以為自己聽錯了，心想哪有手術是開心的？經醫師解釋才知道原來心臟開刀叫開心手術，需要把肋骨鋸開才能在爸爸心臟萎縮的血管裝上支架。聽起來很可怕，是場大手術，風險也很高，但沒有其他選擇，我們只能陪著他一起面對。

整個家族得知消息後，立刻全動員起來，一起集氣唱題祈求，希望爸爸能順利度過難關。遇到這手足無措、無能為力的難題，讓我的情緒很崩壞，心情很沮喪，多希望自己有超能力可以扭轉這困境。我不想要爸爸受苦，更不想爸爸離開，那我能為他做些什麼？當時腦袋閃過爸爸說的話——遇到困難的時候就唱題吧！

從那個時候，我開始很認真地唱題祈求並且和御本尊對話，祈求御本尊讓爸爸手術順利，一定要傷痛減到最小，術後沒有後遺症，一直健康平安地活下去。我一直不斷唱著，希望它能變成念力，轉換成生命力。隨著自己的聲音，我越唱心越平靜，平靜的心能帶走黑暗的負面情緒，讓頭腦能夠冷靜清晰地思考，有智慧地處理面對所有事情。所幸手術真的平安順利地完成了，爸爸康復後也感謝御本尊讓他不畏懼地充滿力量，戰勝了自己的命運。

有了爸爸的好榜樣，幾年後的我更不畏懼與病魔纏鬥。還記得每一次被推進開刀房，就像待宰的羔羊，看著又大又亮的手術燈，吹著讓人發寒的冷氣，我害怕得牙齒狂顫抖，怎麼也停不下來。這樣的時刻，我都會想起爸爸的話，心中默念題目，一直祈求御本尊讓我展現勇敢的心，不再感到害怕。唸著唸著我的牙齒不抖了，心裡平靜了，麻醉也開始生效了。眼睛闔上，睜開眼後又完成了一項使命。

謝謝御本尊總是在我最彷徨無助害怕的時候，聽我說話，賜我平靜的心，給我對抗的神力，您讓我感悟到原來妙法之所以不可思議，是因為就算是被苦惱所困、受迷惑蒙蔽雙眼的凡夫，也可以湧現智慧和慈悲，覺悟到這根本法則就存在於自己的生命。任何的可能性都掌握在自己手中，並憑自己的力量解決問題，即使是世上最不快樂的人，也可以獲得最大程度的幸福，即使是悲慘的宿命也能夠徹底地轉換，只要確信命運能掌握在自己手中，它就一定能實現！

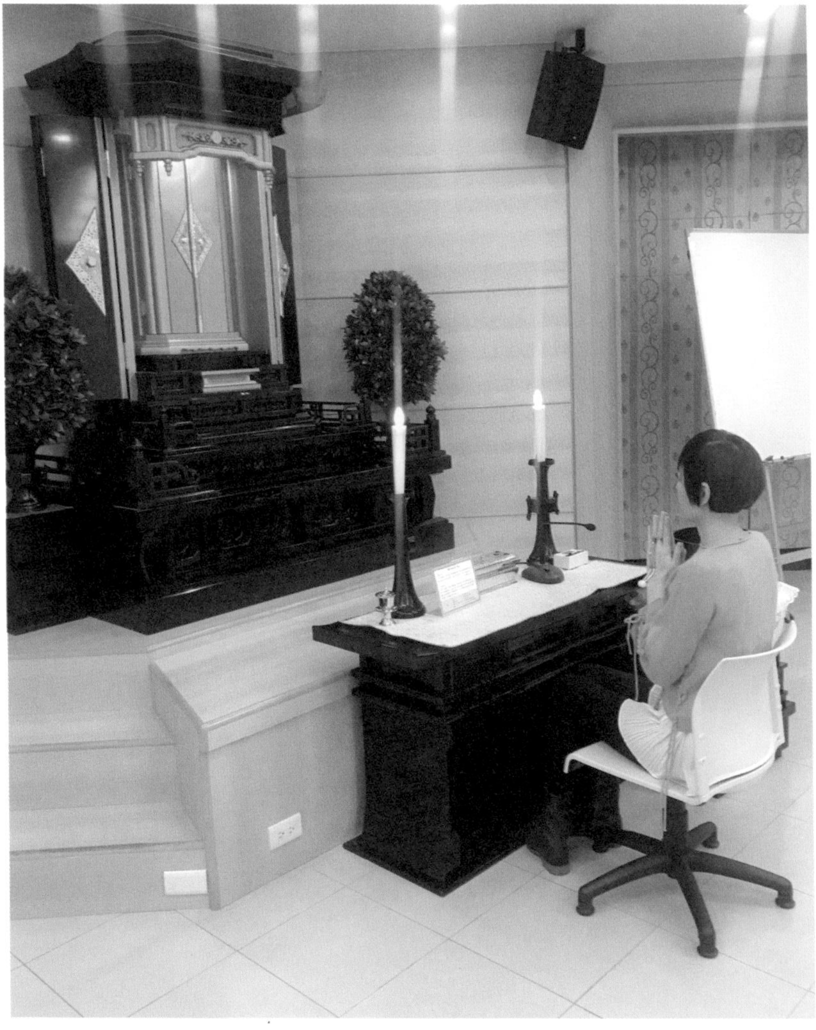

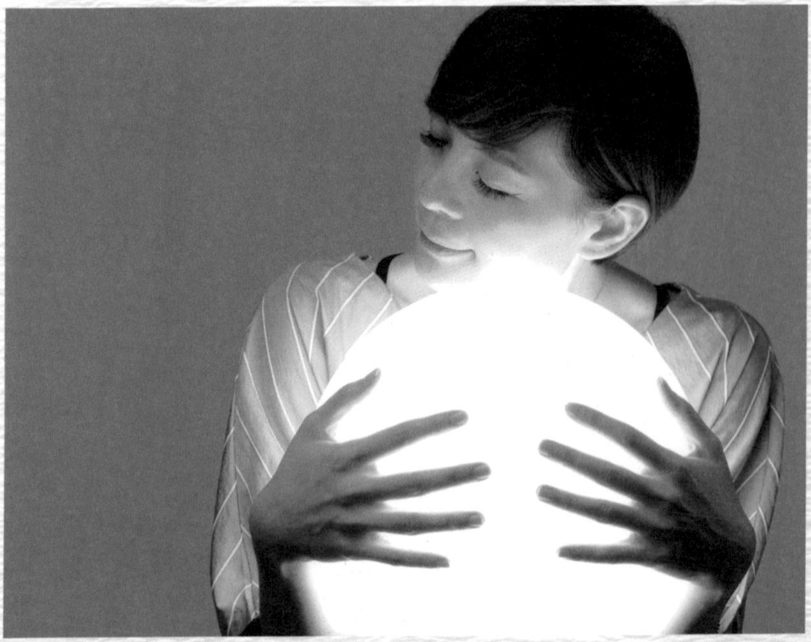

15

給哆啦A夢的一封信

請賜給我百寶袋內的神奇道具吧！

人生太多苦難和挑戰，
偶爾天馬行空，馳騁想像，
把想望化作向前進的動力，
勇敢地做場夢吧！

嘿！哆啦A夢：

還記得小時候盯著電視，和妹妹一起唱著琅琅上口的「ㄤㄤㄤ～哆啦A夢幫我實現，所有的願望～」，和很多人一樣，我也曾許願家裡能住著一隻哆啦A夢。即使現在長大了，有時處在「人在江湖，身不由己」並不得不暫時學著抽離的狀態時，我仍會讓自己沉浸在天馬行空的想望裡，當作是從苦悶中探出頭深呼吸，把想像化作向前進的動力，勇敢地做場夢！

哆啦A夢，你聽到我的願望了嗎？身為從小看著你長大的小粉絲，我對你的道具如數家珍，以下就列出我心中最想要得到的神奇道具TOP7：

(1)時光機：

如果有時光機，我想要回到生病以前，讓一切從頭來過。我會改掉所有破壞自己健康的壞習慣，例如：暴飲暴食、愛生氣、愛熬夜，常常讓自己被負面情緒壓得喘不過氣來的精神虐待。如果可以回到過去，我一定放過我自己，全心全意好好愛自己！

（2）竹蜻蜓：

有聽過小虎隊「飛呀飛呀，看那紅色蜻蜓飛在藍色天空，遊戲在空中不斷追逐牠的夢」這首《紅蜻蜓》嗎？這首也是我童年的洗腦神曲！如果我有竹蜻蜓能夠飛上天空，我想暫時逃離這不快的煩惱，自由自在地翱翔，看看這世界有多大，路能有多寬廣！如果我有竹蜻蜓，去醫院的往返路程就不用搭人擠人的接駁車，也不用化妝戴假髮，想著路人的眼光。

（3）任意門：

任意門可以一瞬間到達任何地方，太方便啦！如果有個任意門，我想要說走就走，帶著女兒去旅行。沒看過雪的我們，最想去的地方是北極，想看看快消失的北極熊，想在雪地裡打雪仗……寫到這裡，我趕緊轉頭問女兒去了北極要做什麼，她笑說要捏一個雪寶，還想找艾莎的城堡，找著找著我們再一起看見幸福的極光！

（4）遺忘草：

如果吃了遺忘草，就可以忘記不愉快的過去，那面對愛情我不會再糾結不清。沒記憶就沒煩惱，我只想記載曾經的美好，唯有遺忘掉痛苦，才能繼續往前進！

(5) 記憶吐司：

化療患者常會發現自己的記憶力、注意力和思考方式變得比較差或與從前不太一樣……沒錯！這就是所謂的「化療腦」。加上許多人說「生一胎傻三年」，我現在真的常常忘記一些事情。為了不忘記女兒的才藝課時間、要帶去學校的東西、買菜等生活大小事，我希望能有個記憶吐司，把這些待辦事項通通記住。

(6) 自信安全帽：

只要戴上它，就能渾身是勁充滿自信，不管別人說什麼，聽在耳裡都像是對自己舒服的話語。其實生病後我反而找到不一樣的自信，還常常鼓勵自己「我是最棒的」，但我為什麼需要這個道具呢？因為人沒有十全十美，總是有幾分弱點，就像卡通中大雄因為運動很差怕被嘲笑而戴了安全帽一樣，如果當年我生病害怕時、被推進手術室時，有這項道具可以使用，一定就沒有什麼會讓我感到害怕了。（不過開腦手術好像就不能戴著這頂自信安全帽了XD）

（7）指引天使：

我想要有個指引天使來指引我方向，在我迷惘徬徨的時候，告訴我該走哪一條路。人生的岔路口很多，常常都有選擇障礙，沒有人知道如何決定才是最好的安排。每一個決定都有要承擔的後果，如果有指引天使幫我做決定，我的第二人生一定輕鬆又順利！

寫到這裡，我知道這封信也許永遠送不到哆啦A夢手中，但「書寫」這件事並不等於逃避現實，而是抒發情緒的一種方法。就像我雖然知道聖誕老人不存在，但每年十二月還是會配合著女兒，要她寫卡片給聖誕老人。在她單純美好的世界，有著聖誕老人、凱蒂貓可以講話，媽媽我也想要偶爾做個夢，和我的哆啦A夢說說話呀！

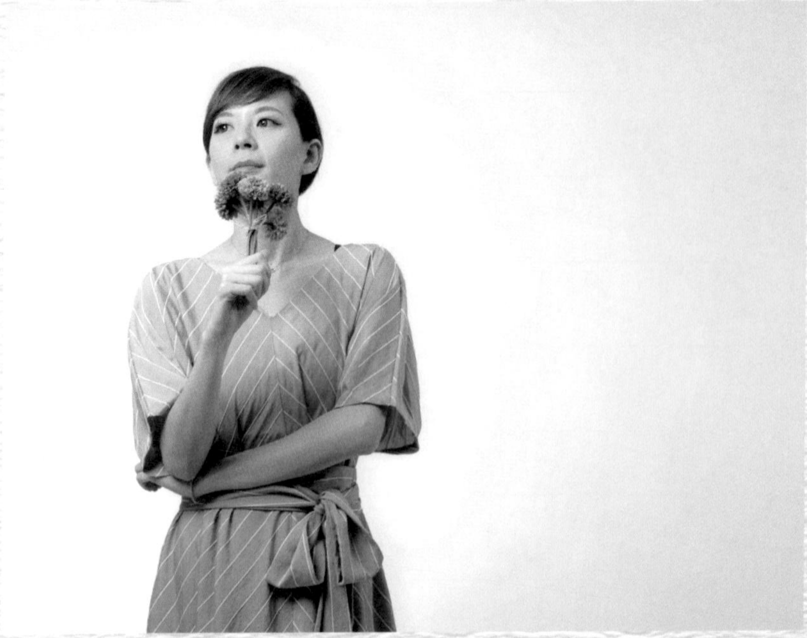

16

給全天下女人的一封信

勇敢前行，活出自己的美麗價值吧！

親愛的，請做最美的自己。
不用羨慕別人的好，更不用為別人而活，
當個鋼鐵般的女人，自己給自己靠！

給全天下的女人們：

如果問妳下輩子想當男人還是女人，妳會怎麼

選擇呢？自己當女人三十幾年，以前總覺得女人好辛苦，好心酸，有好多的苦要承擔，像是生孩子、得乳癌，還可能被甩……我曾發願下輩子一定要當個無所畏懼的男人，後來冷靜想想，這種想法實在好傻好天真！男人還不是一樣有苦要承擔，像是當兵、攝護腺癌，而且還是一樣可能會被甩！所以不管男人、女人、大人、小孩，都有自己的苦要面對，人生道路一樣有著各種崎嶇。

雖然我不是什麼超級兩性作家，但至少年輕時談過不少戀愛，一路跌跌撞撞的，也撞出許多經驗，或許可以藉由這封信，分享給正在閱讀的妳。我看過許多女生曾因失戀而沒自信，然而失戀算什麼？敢愛就要敢心碎！碎完再拼回來，就會越來越知道自己要什麼，也會更懂得如何保護自己，不讓自己在愛情裡受同樣的傷害！

過去，我總是把家庭放在最前面，把自己放在最後一位。經過兩場大病，才懂得做自己的重要性。女人啊～在愛情裡一定要有自己的原則和底線，不要

一味犧牲和改變，拼命成為對方想要的模樣，改到最後變成四不像，只能辛苦地為別人活。人生苦短，何不過得快樂又自在？我認為人生的劇本中，男人只是配角，不是導演，我們不如當個最佳女主角，一切自己說的算，別讓他人來主宰！

生過兩場大病，我現在常和朋友們說「做自己好自在」這句話真是一點也沒錯！女人啊，請千萬記住，能在另一半面前完全地做自己，才是真正的愛。別再浪費寶貴的青春跟錯的人耗，有時間倒不如拿來對自己好！自己都不疼愛自己，怎會有人想愛你？達成愛自己的重要因素之一，就是一定要有自己的經濟來源。當個伸手牌表面上輕鬆，骨子裡可不輕鬆，還有可能讓男人用錢壓著妳拿喬。所以女人別讓自己成為沒有退路的傀儡，就算沒有另一半，一樣要能養活自己，贏得該有的尊嚴！

撇開感情不說，我相信自給自足才能建立內在的自信，有了魅力才有影響力，面對困難才能無所畏懼。尤其大病過後，一筆又一筆的醫藥費，更讓我切身體會「錢不是萬能，但沒錢就萬萬不能」這句話。我和許多癌友姐妹聊過，一場病讓許多人不得不放棄原有的工作，術後頻繁的回診人生也讓我們無法順利求職。但大家沒有因此一蹶不起，反而開創不一樣的人生。有些學姐學妹選擇自己創業，或利用癌友的身分創作、做公益、辦講座……為自己創造機會，活出想要的人生。

透過這封信，我想對當了媽媽的偉大女人說：女人啊～我們不應該有了孩子就沒了樣子（愛自己的樣子）！這句話的道理我也是當媽又生病後才明白的。我們常常因為母愛的湧現，死命地把愛往裡丟，生活全被孩子給塞滿，一點空間也不留給自己，最終讓自己累倒，生活也被壓得喘不過氣來。如果能回到過去，我一定不會再這樣對自己。

我想以一個過來人的經驗告訴大家，在滿足小孩需求的同時，也該重視自我心靈的養分是否足以讓自己快樂；不論多忙碌，一定要撥出時間來做讓自己開心的事。當媽媽是個很辛苦的工作，生活中短暫的充電都是支撐我們繼續前進的能源。當了媽一樣要為自己而活，不要做個理所當然的瑪莉亞，更別把「媽媽都是為你好」當口頭禪，「我為你犧牲」當擋箭牌，勒索對孩子的愛！我們是孩子從小學習的人形立牌，有懂得愛自己的快樂媽媽，才能教育出勇敢做自己的幸福小孩！

這封信，寫給所有女人，
也寫給我的女兒。
請一定要好好愛自己，
創造屬於自己的生命價值！

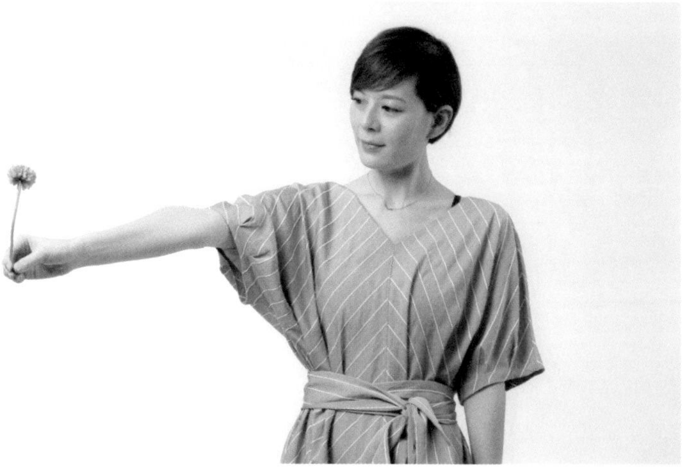

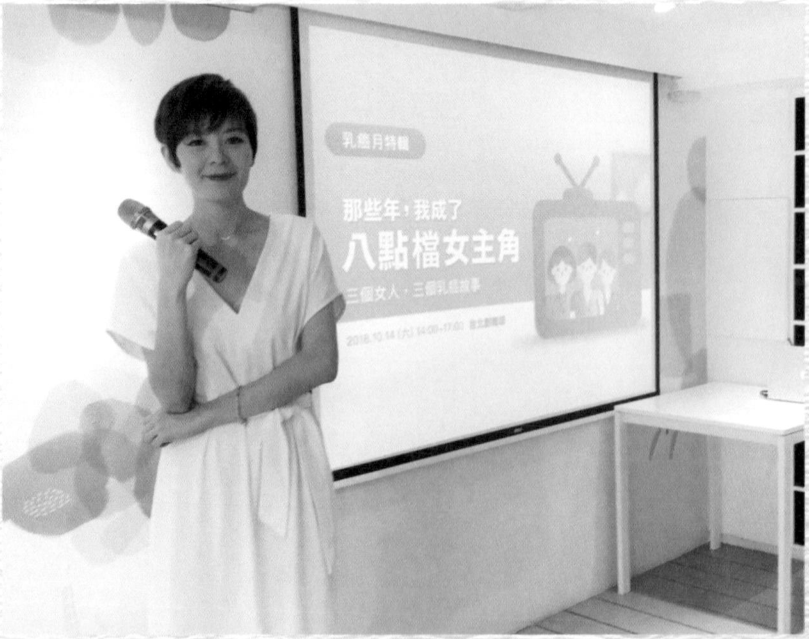
乳癌月特輯
那些年，我成了
八點檔女主角

17

給自己的一封信

大病過後，工作與感情態度大轉變

過往沒自信得擔心他人眼光，凡事選擇逃避；

生病後創立粉專，才明白自身故事也能帶給別人力量。

於是，我開始挑戰一件件不擅長的事，

我相信不管成功與否都要抬頭挺胸，勇敢改變。

給抗癌至今的自己：

最近整理生病前後的照片與臉書文章，細數這段日子自己的轉變，才發現原來兩場大病，讓我看待許多事情的方式和過去相比變得如此不同，尤其是「工作」和「感情」這兩個部分。過去年輕時，我做過許多工作，當時只是圖個零用錢花花，不論是家樂福、火鍋店、服飾店、漢堡店……我通通做過。其中最讓我有記憶點的是在「溫蒂漢堡」的工作。想必跟我同梯的一定都知道，它的吉祥物就是有著一頭紅色頭髮的溫蒂姐姐，綁著兩束麻花辮，臉上有著許多小雀斑，穿著公主袖的澎澎裙。想當年，我都要戴上紅色麻花辮假髮，穿著洋娃娃蓬裙，站在店門口發氣球給小朋友。這看似溫馨的工作，卻讓我覺得自己好蠢，所以心不甘情不願地板著一張臭臉，小朋友都不敢直視我，更別說拿氣球。接著過沒多久，店就倒閉了（我都和人笑說是被我做倒的）。現在回想起來，真的覺得有些對不起當年的小朋友，因為溫蒂姐姐實在太像安～娜～貝～爾～了……嚇死人，希望沒讓小朋友做噩夢。

直到長大有了生活壓力，才開始認真努力地面對工作。人就是這樣，有壓力才有改變的動力。過了打工階段，我做過業務、特助，還有平面設計工作。

對於工作，我自認是負責且執著，但卻很沒自信，害怕自己哪裡做不好，也擔心老闆、客戶、同事會不喜歡我，非常在意別人看自己的眼光。因為沒自信，我想盡辦法迎合每一個人，但日積月累的工作壓力早已超出負荷。現在回過頭看，每天心情不好地上班，工作效率怎麼會好呢？難怪那時候工作沒一個能做長久的。

在生了大病之後，雖然身上的改變是帶著傷疤的，但內心的改變是多了勇敢。我變得勇於改變，也變得更有自信。手術後回到原本的生活，一如往常忙著帶孩子，還要常常跑醫院追蹤治療，深知無法再當個正常的上班族，但我想要用工作證明自己有能力，不是個廢物。於是，我開始思索有什麼工作是工時彈性，自己也感興趣的。在因緣際會下，我投入了電子商務型態的直銷工作，因為時間自由，我可以沒有壓力地安排好自己的事業，為自己努力，賺多賺少自己決定，也能兼顧陪伴女兒和回診的時間。現在的我，覺得沒什麼事比健康快樂更重要。錢只要夠用就好，健康沒了，賺再多也沒命花！

談完了工作觀念的轉變，接著談談感情觀的變化吧！從小到大，感情對我來說就是生命的泉源，沒有戀愛就像枯萎的玫瑰。因為害怕孤單，渴望被愛，所以盡可能想找個人來愛。經歷幾段感情，最後終於步入禮堂，原以為這就是這輩子最好的答案，直到進入婚姻生活，才知道一切都沒那麼容易。說真的，來自兩個家庭的活體，硬湊在一起生活根本就是天方夜譚，從柴米油鹽醬醋茶，再到習性、個性、兩性……都要花時間磨合。我花了十幾年的時間，才明白過去在婚姻關係當中，自己毫無保留地把時間、生活、重心拼了命地往裡面塞，老公就是我的天，女兒就是我的地，沒有留給自己任何空間，埋頭地犧牲與奉獻。

當另一半與自己的價值觀和感情觀分歧，生活上所有的小事都可以引爆原子彈。針鋒相對的兩條線，永遠畫不成一個圓，適度的吵架是溝通，過度的吵架只有傷害，愛就是這樣一點一滴被犧牲掉。以前我選擇隱忍壓抑原來的自己，就算不開心我也假裝自己有氣度，自以為為了女兒，我什麼都可以忍，直到生病了，我才開始正視自己內心的聲音。

生了大病之後，想法改變很多，因為我知道時間有限，生命可貴，不是你要的就別拿青春來浪費。感情是一時，快樂的人生才是一世，所以我開始慢慢調整自己的重心，學著不去依賴，傾聽自己內心，重視自己的感受。

在我的人生尚未掀起驚濤駭浪之前，我對於自己的任何事情都沒有太多想法和規劃，就是個躲在舒適圈的小屁孩，總是自我感覺良好，即使有機會讓自己變得更好，也不願放膽嘗試，就因為害怕改變，害怕失去原有的美好，甚至覺得自己不可能做得到。在人生歷經絕地低谷後，我轉念一想，**「既然腦都開了、乳房都切了、頭髮都剃了，我也沒什麼好失去的，何不讓自己體驗看看不同的人生？」**

於是，我邁出了改變自己的第一步，開始經營臉書粉絲專頁。那時我還是個對自己沒甚麼自信的家庭主婦，只為了記錄自己生病的歷程，抒發抗癌的心情。過程中曾被長輩碎唸：「生病又不是什麼光榮的事，沒有必要昭告天下吧？」當時聽到這些話，心裡揪了一下，開始懷疑自己生病難道是件很丟臉的事嗎？

後來冷靜思考一下，才發現長輩的話雖不中聽，但他們的出發點是基於關心，我不需要把這些壓力重新壓回自己身上。還好當時的我沒有放棄書寫這條路，照樣在粉專討拍刷存在感。不管是開心或不開心的生活大小事，我都在網路發文分享，寫久了就變成一種習慣，沒想到這種習慣默默獲得許多迴響。還記得有很多病友透過臉書，發私訊和我說：「謝謝妳的勇敢，帶給我很大的力量！」有時看著這些訊息，都不禁紅了眼眶。

其實收到病友的感謝都讓我很不好意思，謝我什麼呢？我什麼都沒做，只是記錄自己保持呼吸的生活罷了！無心插柳地設立粉專，讓我知道真的不能小看自己，有時候別人的一句話有可能就是你生命的解藥。所以我開始正視自己正在做的事，更認真地經營粉專，寫出來的文字也比從前更注意，在這過程中跟大家的互動和交流，也讓我感到真實地存在。

因為粉專，讓我發現原來自己不是一個人走在艱辛的路上，我有好多夥伴，生命和生命相互影響著，而且這股力量強大而溫暖。也因為有這樣好的開端，吸引力法則讓生命中美好的人事物都被牽引而來，人生中好多的「第一次」，都是在相信自己的前提下瞬間神展開。

還記得第一次上廣播接受姚黛瑋姊的訪問，心情超級緊張，腦袋一片空白。當時說了什麼已經不那麼重要，只知道回家後聽到自己的聲音，簡直不敢相信這一切，我想幾年前的我，一定沒想過會有這麼一天。

還記得第一次被問到是否願意上台演講，分享自己的生命故事，雖然心裡很怕，身體在抖，而且我知道自己一定會結巴，但我還是一口答應了！因為如果不跨出第一步，怎會知道是不是錯過更多步？

還記得第一次接到媒體記者的專題報導，我簡直不敢相信是要訪問我，震驚度大概就像確診的心情一樣！而且第一次訪問就被記者問說可不可以穿比基尼上鏡頭。一開始我真的遲疑很久，很怕讓大眾有不好的觀感，但後來想想，何必在意別人的感受？抗癌後還能美美地穿比基尼是件很健康很正面的事，為什麼要害怕被看見？

誰都沒想到，以前我拿麥克風只有在KTV，現在卻要在眾人面前演講；以前作文考試都不及格，現在卻要寫一本書。我只是個平凡的一般人，沒有天生的本能但有後天的誠懇。我相信只要勇敢做自己，人生就會有意義！

這封信給過去那個沒自信的自己，

也給現在努力跨出第一步的自己：

莫走害怕改變的回頭路，

莫忘想要傳遞正能量的初衷。

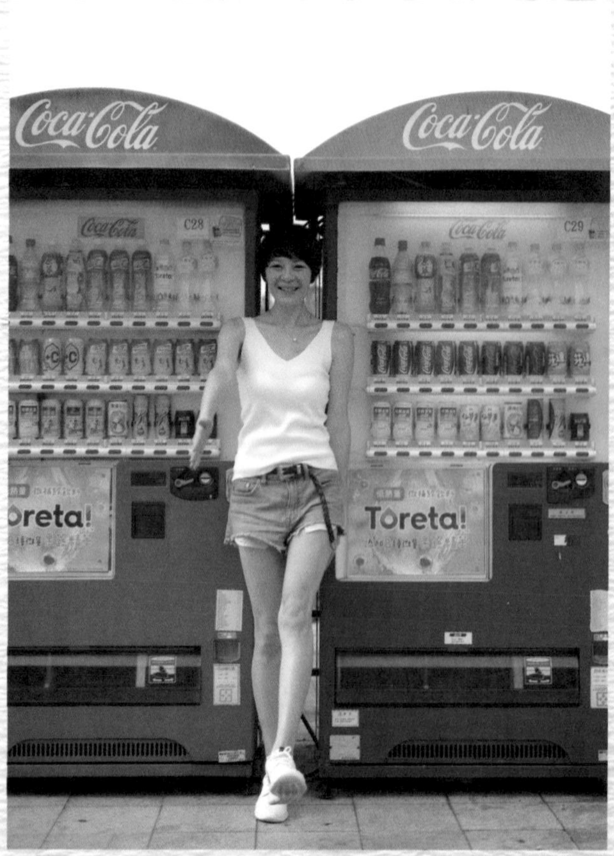
Coca-Cola
Coca-Cola
C28
C29
Toreta!
Toreta!

18

給五年後的自己一封信

人生短暫，我對未來充滿期待！

生病前凡事吞忍，不夠愛自己；
重生後學會珍惜，開始善待自己。
人因夢想而前進，勇氣讓我不再躊躇，
擁抱著無限的夢想，我期待未來每一刻！

給五年後的我：

面對生命中種種高低起伏，深刻體悟到「人生短暫」，

我決定提筆寫封信給未來的自己。不過，動筆前琢磨了許久，思量著所謂的「未來」，到底該是多久以後呢？如果說要給乳癌一個期限，它通常會是五年。若這五年內癌細胞沒有復發，便意味著治癒的機會增加。

走過生死交關的兩場大病後，未來的十年、二十年對我來說實在太遙遠了，而「五年」似乎是個剛剛好的時間，因此我想寫封信給那時候的自己，希望回過頭時，能看見不同的體會！

五年後的鋼鐵晴，妳好嗎？最近有一首爆紅的歌曲，歌詞唱到「人生短短幾個秋」、「愁情煩事別放心頭」，許多人聽了覺得好笑，我聽了卻特別有感。生病以前，我總對許多事情都看不開、想不透、放不下，逼著自己吞忍各種情緒與憂愁，直到身體出問題，才開始學習好好愛自己。

沒錯！只有自己才能讓自己受傷害，所以要先學會愛自己，才有能力好好

愛別人。五年後的妳，不知道是否會展開一段新戀情，面對愛情已經不再害怕？在茫茫人海中，對的人也許會遲到，但一定不會缺席。我也相信不管屆時的妳身邊有沒有另一半，妳都不會覺得孤單，因為妳身邊還有很多愛妳的人、支持鼓勵妳的人，最重要的是，蛻變後充滿自信與勇氣的妳，足夠成為自己的依靠！

五年後的妳，一定還是那個百分之百疼愛女兒的媽媽，只是妳不會再被「我都是為你好」所牽制，而過度犧牲自己的意志。不論過去、現在、未來，女兒都是生命中最重要的寶貝，要是她知道媽媽一味忍讓放棄許多事情，甚至在幾年後遺憾懊悔地對她說：「媽媽為了妳犧牲了好多。」女兒可能會大翻白眼對我說：「我又沒叫妳犧牲！」爸媽的情緒和孩子的快樂息息相關，如果女兒眼中的媽媽只有不斷燃燒自己，為了別人而放棄快樂，放棄做自己的權利，那以後女兒也會學著犧牲掉自己的所有。

五年後的妳，有當個好榜樣給女兒看嗎？有已經不再為誰犧牲，所有的選擇都出於自己的意志嗎？我對妳有信心，因為我知道女兒的誕生對妳來說意義非凡。過去因為女兒的存在，我才有面對人生低潮時的堅強與勇氣，期許現在和未來的自己都能一直帶給女兒成長向前的正能量，當她的偶像媽媽。

幾年前因為生病，我無法繼續原本的工作；治療結束後密集的回診，使我難以重回職場。但也因為這場病，我開始經營粉絲專頁，到處參加活動鼓勵癌友，接受幾場專訪，主講幾場演講，甚至開始寫書……這些經歷都是以前從來沒有想過的人生新選項，我的生活也因此變得多采多姿，充實有價值。

五年後的妳過得如何呢？說不定成為一位超級網紅，工作滿到接不完；還是拿著麥克風，四處巡迴演講；也有可能成了揚名海外的暢銷作家，或登上時尚雜誌拍比基尼，或學會打鼓兼差當個街頭藝人……我對未來充滿期待，更相信有夢最美。人因夢想而前進，勇氣讓我不再躊躇，當內心充滿光明，就不會繼續留在黑暗裡止步不前。

雖然過去可能沒有好好善待自己，但現在已經學會接納所謂的「不完美」，因為追求完美實在壓力太大了！人生沒有第二次機會，希望在努力實踐夢想、提升自我價值的同時，也別忘了只有健康快樂地活著，才是存在意義的根本。期許自己擁抱這得來不易的重生之路，自信綻放不一樣的亮麗光采，同時也帶給病友與大眾正向光亮的信念。

最後，我想對現在寫信的鋼鐵晴、五年後的鋼鐵晴，以及所有正在閱讀這本書的你說：

溫柔擁抱今天的自己，
好好期待明天的自己吧！

沒有晴天霹靂，哪來的鋼鐵勇氣：
抗癌小跪婦的18封真情至信

原來只要活著，每個小角落都存在奇蹟

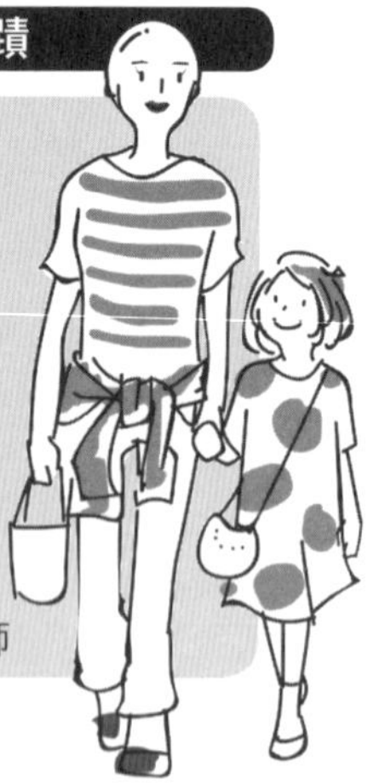

作　　者　鋼鐵晴
顧　　問　曾文旭
總 編 輯　王毓芳
編輯統籌　耿文國、黃璽宇
主　　編　吳靜宜
執行主編　姜怡安
執行編輯　陳其玲、李念茨
美術編輯　王桂芳、張嘉容
封面設計　盧穎作
文字校對　菜鳥
攝　　影　T&B Photo Studio十合攝影 張敬育
法律顧問　北辰著作權事務所　蕭雄淋律師、幸秋妙律師

初　　版　2019年2月
出　　版　捷徑文化出版事業有限公司
電　　話　（02）2752-5618
傳　　真　（02）2752-5619
地　　址　106 台北市大安區忠孝東路四段250號11樓-1

定　　價　新台幣300元／港幣100元
產品內容　1書

總 經 銷　采舍國際有限公司
地　　址　235 新北市中和區中山路二段366巷10號3樓
電　　話　（02）8245-8786
傳　　真　（02）8245-8718

港澳地區總經銷　和平圖書有限公司
地　　址　香港柴灣嘉業街12號百樂門大廈17樓
電　　話　（852）2804-6687
傳　　真　（852）2804-6409

▲本書部分圖片由 Shutterstock提供。

國家圖書館出版品預行編目資料

沒有晴天霹靂，哪來的鋼鐵勇氣：抗癌小跪婦的18封真情至信 / 鋼鐵晴著. -- 初版. -- 臺北市：捷徑文化, 2019.02
面；　公分
ISBN 978-957-8904-35-4（平裝）
1.癌症　2.病人　3.通俗作品
417.8　　107011243